W0084507

Mit freundlicher Empfehlung

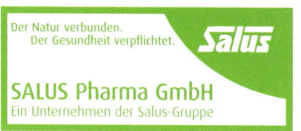

Eisenmangelanämie

Hubert Schrezenmeier

8 Abbildungen
12 Tabellen

Georg Thieme Verlag
Stuttgart · New York

Prof. Dr. med. Hubert Schrezenmeier
Institut für Klinische Transfusionsmedizin
und Immungenetik Ulm
DRK Blutspendedienst Baden-Württemberg –
Hessen und Institut für Transfusionsmedizin
Universität Ulm
Helmholtzstraße 10
89081 Ulm
h.schrezenmeier@blutspende.de

*Bibliografische Information
der Deutschen Nationalbibliothek*

Die Deutsche Nationalbibliothek verzeichnet
diese Publikation in der Deutschen National-
bibliografie; detaillierte bibliografische Daten
sind im Internet über http://dnb.d-nb.de
abrufbar.

Medizinische Redaktion:
Harald Rass, Schwalbach-Hülzweiler

Die Drucklegung dieser Publikation wurde
unterstützt durch die Firma
SALUS Pharma GmbH, Bruckmühl.

© 2011 Georg Thieme Verlag KG
Rüdigerstraße 14
70469 Stuttgart
Deutschland
Unsere Homepage: www.thieme.de

Printed in Germany

Zeichnungen: Ziegler + Müller,
Kirchentellinsfurt
Umschlaggestaltung: Thieme Verlagsgruppe
Satz: Ziegler + Müller, Kirchentellinsfurt
Druck und Buchbinder: AZ Druck und
Datentechnik GmbH, Kempten

ISBN 978-3-13-166181-4   2 3 4 5 6

Wichtiger Hinweis: Wie jede Wissenschaft ist
die Medizin ständigen Entwicklungen unterworfen. Forschung und klinische Erfahrung er-
weitern unsere Erkenntnisse, insbesondere was
Behandlung und medikamentöse Therapie an-
belangt. Soweit in diesem Werk eine Dosierung
oder eine Applikation erwähnt wird, darf der
Leser zwar darauf vertrauen, dass Autoren, He-
rausgeber und Verlag große Sorgfalt darauf ver-
wandt haben, dass diese Angabe **dem Wissens-
stand bei Fertigstellung des Werkes** entspricht.
Für Angaben über Dosierungsanweisungen und
Applikationsformen kann vom Verlag jedoch
keine Gewähr übernommen werden. **Jeder Benutzer ist angehalten,** durch sorgfältige Prüfung
der Beipackzettel der verwendeten Präparate
und gegebenenfalls nach Konsultation eines
Spezialisten festzustellen, ob die dort gegebene
Empfehlung für Dosierungen oder die Beach-
tung von Kontraindikationen gegenüber der Angabe in diesem Buch abweicht. Eine solche Prüfung ist besonders wichtig bei selten verwendeten Präparaten oder solchen, die neu auf den
Markt gebracht worden sind. **Jede Dosierung
oder Applikation erfolgt auf eigene Gefahr des
Benutzers.** Autoren und Verlag appellieren an
jeden Benutzer, ihm etwa auffallende Unge-
nauigkeiten dem Verlag mitzuteilen.

Vorwort

Weltweit ist Eisenmangel die häufigste Anämieursache. Schon dies allein belegt die große Bedeutung des Themas für die klinische Praxis und die Notwendigkeit sich damit kontinuierlich auseinanderzusetzen.

In den letzten Jahren gab es wesentliche Fortschritte: Funktion und Struktur weiterer Faktoren, welche den Eisenhaushalt im Körper regulieren, wurden aufgeklärt. Dies schuf die Grundlagen für ein besseres Verständnis verschiedener pathophysiologischer Situationen, bei denen ein Eisenmangel, eine Eisenüberladung oder eine Verteilungsstörung von Eisen im Körper besteht. Die Erkenntnisse zur Eisenregulation ermöglichten auch die Weiterentwicklung der Diagnostik. Neue Ergebnisse zeigten die funktionelle Bedeutung des Eisenmangels und den möglichen Nutzen einer therapeutischen Intervention auch über die Erythropoese hinaus. Das Repertoire an Präparaten zur Eisensubstitution wurde erweitert.

In diesem Taschenbuch versuchen wir, diese neuen Erkenntnisse prägnant zusammenzufassen, gleichzeitig die schon lange bekannten praktischen Aspekte für zielgerichtete Diagnostik und optimale Therapie nicht aus dem Auge zu verlieren.

Ich danke den Mitarbeitern des Thieme Verlags für die engagierte Betreuung dieses Buchprojekts und Dr. med. G. Schmidtke-Schrezenmeier für die kritische Durchsicht und wertvolle Hinweise.

Wir hoffen, dass dieses Taschenbuch eine interessierte Leserschaft findet und einen Beitrag für eine optimale Patientenbetreuung im klinischen Alltag liefern kann.

Ulm, November 2011   Hubert Schrezenmeier

Inhaltsverzeichnis

1 Grundlagen

1.1 Eisenstoffwechsel und Eisenbedarf

Der Mensch ist ohne eine bestimmte Menge Eisen nicht lebensfähig. Eisen ist ein essenzieller Bestandteil des Hämoglobins und daher für die Erythropoese zwingend erforderlich. Aber auch das Muskelprotein Myoglobin sowie Enzyme wie Katalasen, Peroxidasen und einige Cytochrome kommen ohne Eisen nicht aus. Eisenmangel äußert sich ab einem bestimmten Stadium immer als Anämie, andererseits muss bei einer Anämie neben einem Eisenmangel eine Vielzahl von Differenzialdiagnosen in Betracht gezogen werde [1]. Weltweit gibt es etwa 2 Milliarden Menschen mit Anämie, und Eisenmangel ist hierbei die häufigste Ursache [2, 3].

Bei ausgeglichenem Eisenhaushalt liegen etwa ⅘ des Gesamtkörpereisens als Funktionseisen vor. Nur ein kleiner Teil befindet sich gebunden an Apotransferrin auf dem Transportweg. Der Rest ist als Speichereisen an Apoferritin gebunden (Abb. 1). Da ein Großteil des Eisens, welches aus dem Abbau von Hämoglobin und anderen Proteinen anfällt (ca. 25 mg/Tag), im Körper wieder verwendet wird, ergibt sich der (tägliche) **Eisenbedarf** eines Menschen vor allem aus dem kontinuierlichen Eisenverlust, etwa durch Blutverluste oder abschilfernde Haut- und Mukosazellen. Im Normalfall wird der Verlust durch die intestinale Eisenresorption und aus dem Eisenspeicher des Körpers ausgeglichen. Der tägliche Eisenbedarf unterscheidet sich je nach Lebensalter und Geschlecht, wobei Lebensumstände wie Wachstumsphase, Schwangerschaft oder hohe Trainingsleistung eine Rolle spielen (Tab. 1) [4, 5].

Die in Europa übliche, gemischte Ernährung enthält pro Tag etwa 10 – 20 mg Eisen. Davon werden aber normalerweise nur 5 – 10 % (also 0,5 – 2 mg) resorbiert. Bei Eisenmangel kann die Resorption bis zu 25 % gesteigert werden. Der tägliche Eisenverlust von 1 – 2 mg wird damit also in etwa ausgeglichen. Unter bestimmten Umständen, z. B. während einer Schwangerschaft oder bei Leistungssportlern in Phasen mit hoher Trainingsintensität, kann der Eisenbedarf die Eisenzufuhr (deutlich) überschreiten [4, 5].

Die Resorption von Eisen findet vor allem im Duodenum und oberen Jejunum statt. Ein Teil des Nahrungseisens liegt in Häm-Gruppen vor, d. h. als Fe^{2+}

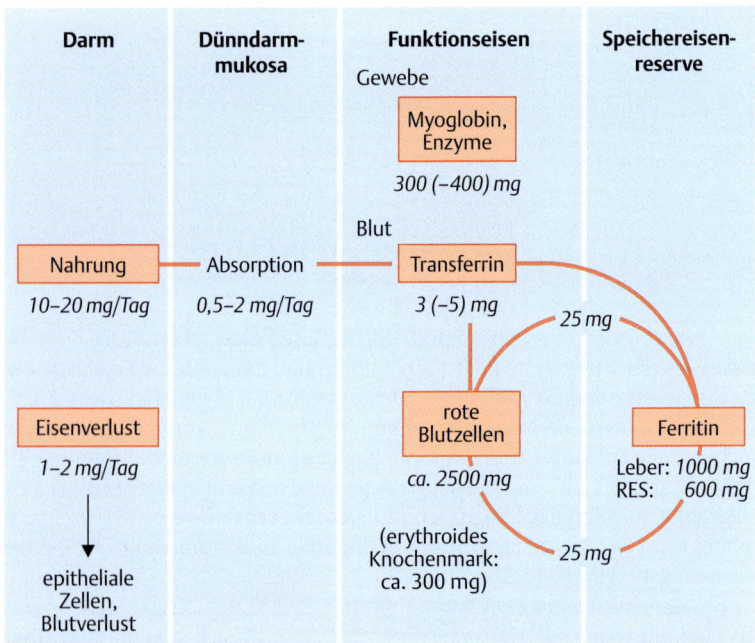

Abb. 1 **Aufnahme, Verlust und Verteilung von Eisen im Körper** (bei erwachsenem normalgewichtigen Menschen mit ausgeglichenem Eisenhaushalt). RES: retikuloendotheliales System (mod. nach Massey et al. Med Clin North Am 1992; 76: 549).

Tabelle **1** Täglicher Eisenbedarf je nach Alter und Geschlecht [4, 5].

Neugeborene	1 mg
Kleinkinder	0,5 – 1,5 mg
Kinder	0,5 – 1 mg
Jugendliche (Pubertät)	1 – 2 mg
Männer, Frauen nach der Menopause	0,5 – 1,1 mg
menstruierende Frauen	0,7 – 2,4 mg
Schwangere	2 – 6 mg

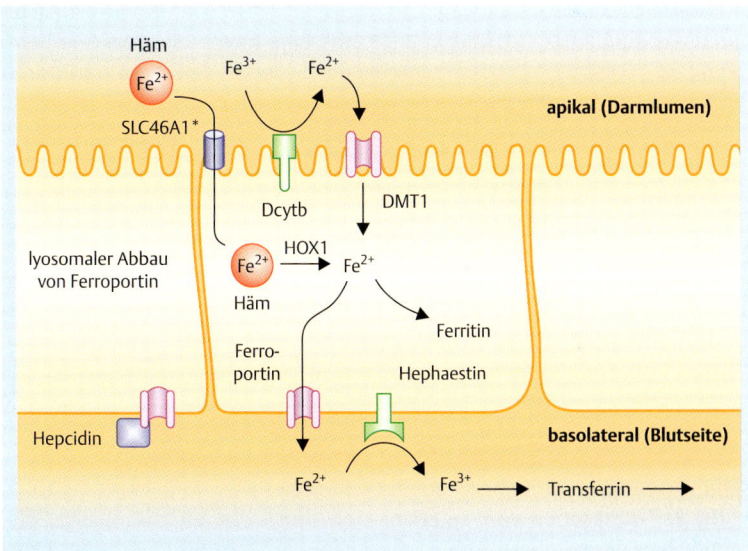

Abb. 2   Resorption von Eisen im Duodenum und oberen Jejunum: Nahrungseisen kann in Häm- oder Hämin-Gruppen vorliegen, die als Gesamtmolekül in die Enterozyten aufgenommen werden. Durch Hämoxidase wird aus den Häm-Gruppen intrazellulär Fe^{2+} freigesetzt. Lösliches Eisen, das in der Regel als Fe^{3+} vorliegt, muss durch reduzierende Substanzen in der Nahrung oder durch duodenales Cytochrom B (Dcytb) zu Fe^{2+} reduziert werden und gelangt dann durch das Transportprotein divalenter Metallionen-Transporter (DMT1) in das Cytosol der Enterozyten. Auf der basolateralen Seite erfolgt die Abgabe aus dem zytoplasmatischen Fe^{2+}-Eisenpool durch Ferroportin. Das Fe^{2+} wird durch Hephaestin zu Fe^{3+} oxidiert, um an Apo-Transferrin binden zu können. HOX1: induzierbare Hämoxigenase; * Transportprotein nicht eindeutig geklärt.

in Protoporphyrin IX, oder als Hämin (mit Fe^{3+}). Diese Gruppen werden durch einen noch nicht völlig geklärten Mechanismus direkt in die Enterozyten aufgenommen. Der Mechanismus ist noch nicht völlig geklärt, da jüngst gezeigt wurde, dass das zuvor als Häm-Transporter identifizierte Protein SLC46A1 hauptsächlich Folate transportiert (PCFT/HCP-1; proton-coupled folate transporter/heme carrier protein 1) [6]. Intrazellulär werden die Häm-Gruppen durch **Hämoxigenase** unter Bildung von Biliverdin, Kohlenstoffmonoxid, Wasser und Fe^{2+} abgebaut [7] (Abb. **2**).

Lösliches Nahrungseisen liegt überwiegend als Fe^{3+} vor. Es wird zunächst durch das **duodenale Cytochrom B** (Dcytb), eine membranassoziierte Ferrireduktase, reduziert [8] und anschließend durch den **Eisentransporter DMT 1** (divalenter Metall-Transporter 1) an der apikalen Enterozytenmembran aufgenommen [9] (Abb. 2). Das zytosolische Fe^{2+} kann durch das Exportprotein **Ferroportin** auf der basolateralen Seite der Enterozyten in die Zirkulation abgegeben werden [10]. Das exportierte Eisen wird durch **Hephaestin** zu Fe^{3+} oxidiert und kann in dieser Form an das Transportprotein Apotransferrin binden (Abb. 2).

Für eine optimale Resorption des Eisens ist daher die Vermeidung einer Komplexbildung und die Reduktion zu Fe^{2+} erforderlich. Entsprechend fördern Faktoren, die hierzu beitragen, die Resorption (saurer pH, Ascorbinsäure, Polyoxicarbonsäuren, Fruktose, Zitrat, Glukose, Aminosäuren, vor allem Methionin und Cystein). Andere Faktoren (hoher pH, Oxalate und Phytate in Gemüse, Karbonate, Phosphate, Polyphenole, z. B. Tannin in Tee, Antacida, Cholestyramin, Chelatbildner) hemmen die Eisenresorption durch Bildung unlöslicher Komplexe oder Oxidation zu Fe^{3+}.

Die Fe^{2+}-Resorption wird in erster Linie durch das antimikrobielle Polypeptid **Hepcidin** reguliert (Abb. 3). Hepcidin wird überwiegend in der Leber synthetisiert, zu einem geringem Maß auch durch Makrophagen und Adipozyten. Hepcidin bindet an das Exportprotein Ferroportin und induziert dessen Internalisierung und lysosomalen Abbau. Bei hohen Hepcidin-Spiegeln befindet sich wenig Ferroportin auf der Zelloberfläche, und es wird wenig Eisen an Apotransferrin abgegeben. Bei einem niedrigen Hepcidin-Spiegel steht dagegen mehr Ferroportin bereit, und es wird mehr Eisen aus den Enterozyten in die Zirkulation abgegeben. Die Hepcidin-Regulation der Ferroportin-Expression vermittelt im Übrigen nicht nur die Eisenfreisetzung aus Darmzellen, sondern auch aus Makrophagen, die das Eisen im Körper wiederverwerten, und aus Hepatozyten [1, 5, 12].

Bei Eisenmangel, ineffektiver Erythropoese oder Hypoxie geht die Hepcidin-Synthese zurück, wodurch die Eisenresorption steigt. Bei Infektionen oder chronischer Entzündung dagegen nimmt die Hepcidin-Synthese zu, mit der Folge einer geringeren Eisenresorption.

Die Erhaltung der Eisenhomöostase ist ein sehr komplexer Vorgang mit weiteren Einflussfaktoren (Abb. 3) (siehe Übersicht bei [1, 4, 5, 11, 12]. Hepcidin spielt hierfür eine zentrale Rolle und wird durch mindestens 3 Regelmechanismen auf der Ebene seiner Transkription beeinflusst [12, 13]:

1. Bindung von Transferrin (mit Fe^{2+}) an seinen Rezeptor führt in einem komplexen Zusammenspiel mit weiteren Proteinen (u. a. HFE, Matriptase, BMP und Hämojuvelin) zur gesteigerter Hepcidin-Synthese. Bei Eisenmangel sind die Hepcidin-Spiegel niedrig oder nicht messbar. Bei der eisen-

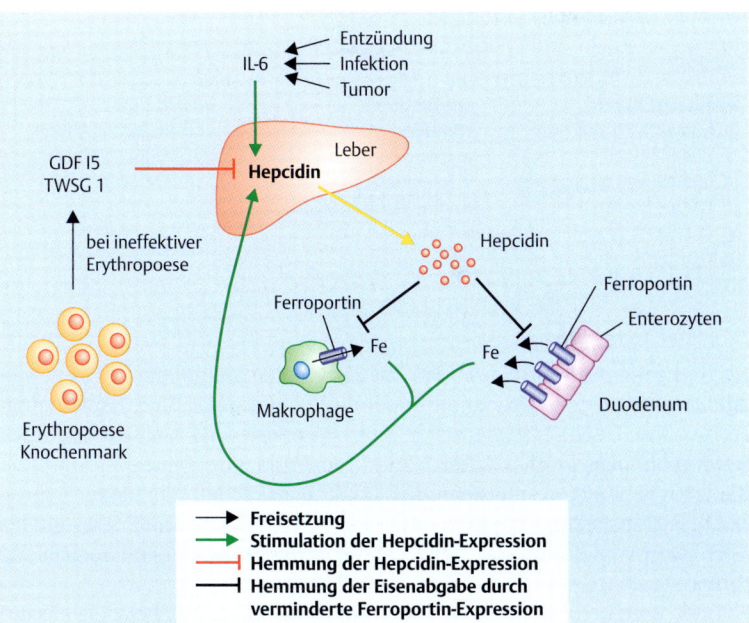

Abb. 3   Einflussfaktoren auf die Eisenverteilung im Körper. Hepcidin ist ein zentraler Regulator der Eisenaufnahme und Eisenverteilung im Körper. Es wird hauptsächlich in der Leber produziert. Seine Synthese wird durch verfügbares Eisen, erythropoetische Aktivität im Knochenmark und proinflammatorische Zytokine reguliert. (GDF 15, growth differentiation factor 15; Il-6, Interleukin-6). Niedrige Konzentrationen von Transferrin-gebundenem Eisen vermindern und hohe Konzentrationen steigern die Hepcidin-Expression.

resistenten Eisenmangelanämie (IRIDA, „iron resistant iron deficiency anemia") ist aufgrund eines Defekts einer membranständigen Serinprotease (Matriptase) der Sensor für systemisch verfügbares Eisen defekt, und es kommt zur Überexpression von Hepcidin [14].

2. Erythropoetische Vorläuferzellen setzen Faktoren frei (GDF-15 [„growth differentiation factor 15"] oder TWSG1), welche die Hepcidin-Synthese unterdrücken. Dieser Mechanismus tritt vor allem bei Ausreifungsstörungen der Erythropoese auf (sogenannte eisenladende Anämien).

3. Die Steigerung der Hepcidin-Synthese bei Infektionen und chronischen Entzündungen wird vor allem durch Interleukin-6 vermittelt (Tab. **2**).

Tabelle **2**   Einflussfaktoren auf den Hepcidin-Spiegel.

Hepcidin-Spiegel		
erniedrigt durch gehemmte Produktion	**erhöht durch stimulierte Produktion**	**erhöht durch verminderten Abbau**
■ Eisenmangel	■ Eisenüberladung	■ chronische Nieren-insuffizienz
■ ineffektive Erythropoese	■ Infektionen	
■ Erythropoetin	■ chronische Entzündungen	
■ Anämie	■ Tumoren	
■ Hypoxie		

Nach Abgabe des resorbierten Fe^{2+} an der basalen Zellmembran-Oberfläche der Enterozyten und Oxidation durch die membranständige, kupferhaltige Ferrioxidase Hephaestin werden je 2 Fe^{3+}-Moleküle an 1 Molekül **Apo-Transferrin** gebunden, welches dadurch zum Transferrin wird. Dieses Glykoprotein, die Transportform des Körpereisens, bringt es zu Zellen mit starker Expression des Transferrin-Rezeptoren (TfR) auf der Oberfläche. Die Expression der TfR1 hängt vom Eisenbedarf der Zellen ab und ist entsprechend hoch in erythropoetischen Zellen [15].

Eisen wird in die Körperzellen übernommen, indem eisenbeladenes Transferrin an den TfR auf der Zelloberfläche bindet. Der Transferrin-TfR-Komplex wird durch Endozytose internalisiert, und das Eisen wird aus dem Komplex abgespalten. Rezeptor und Apotransferrin gelangen danach wieder an die Zelloberfläche [1].

Die **Eisenspeicherung** erfolgt überwiegend in Form des Proteins **Ferritin,** aus welchem Eisen bei Bedarf leicht mobilisiert werden kann, und zu kleinerem Teil in Form des wasserunlöslichen Hämosiderins [16]. Apoferritin besteht aus einer äußeren Proteinhülle. Es kann in seinem Inneren bis zu 4500 Moleküle Eisenhydroxid aufnehmen [17].

Abb. **1** zeigt, wie bei normalem Eisenstoffwechsel das Eisen in die verschiedenen Kompartimente im Körper verteilt ist. Normalerweise speichert der Körper einer Frau etwa 300 mg, der eines Mannes etwa 1000 mg Eisen als **Speichereisen.** Der mittlere **Gesamteisenpool** des Körpers ist dagegen höher und beträgt bei einem gesunden Erwachsenen 3 – 5 g bzw. 40 – 50 mg/kg Körpergewicht. Das Gesamteisen ist als **Funktionseisen** zu etwa 60 – 70 % in Hämoglobin, etwa 9 % in Myoglobin und zu 1 % in Enzymen zu finden. Der Anteil des Speichereisen macht etwa 20 – 30 % aus (vor allem in der Leber und im retikuloendothelialen System [RES]). Der Eisenpool des Blutplasmas (**Transporteisen**) beträgt nur etwa 3 – 5 mg und wird täglich etwa 7-mal umgesetzt. Hämoglobinsynthese und -abbau bewegen täglich etwa 25 mg Eisen [4, 5, 18].

Das **Recycling** des körpereigenen Eisens betrifft überwiegend den Erythrozytenabbau durch Makrophagen. Das dabei anfallende Hämoglobineisen wird größtenteils mithilfe von Transferrin wieder der Erythropoese (Abb. **1**) verfügbar gemacht und der Rest als Ferritin gespeichert. Auch freies Hämoglobin im Plasma wird wiederverwertet, solange die Bindungskapazität des Haptoglobin nicht überschritten ist. Hämoglobin-Haptoglobin-Komplexe werden über den Rezeptor CD163 in Makrophagen aufgenommen.

Bei normaler Eisenhomöostase stammen mehr als 90% des täglichen Eisenbedarfs aus dieser internen Wiederverwendung und nur ca. 10% oder weniger aus Neuaufnahme von Nahrungseisen. Eisen wird nicht reguliert ausgeschieden. Die Eisenhomöostase im Körper wird lediglich über Wiederverwendung und Resorption des Eisens reguliert.

1.2   Ursachen des Eisenmangels und Risikogruppen

Ein Eisenmangel entsteht, wenn die Balance zwischen Eisenaufnahme und Eisenbedarf bzw. Eisenverlust nicht mehr gewahrt ist und sich daher eine negative Eisenbilanz ergibt.

Häufige Ursache des Eisenmangels ist ein **chronischer Blutverlust**, z. B. aus gastroduodenalen Ulzera, Polypen oder gastrointestinalen Tumoren, bei besonders starken oder lang anhaltenden Regelblutungen oder bei zu frequentem Blutspenden. Mit jedem Milliliter Blut gehen etwa 0,5 mg Eisen verloren, sodass chronischer Blutverlust trotz kompensatorisch gesteigerter Eisenresorption eine negative Eisenbilanz ergibt. Selten kann auch ein renaler Eisenverlust durch chronische Hämoglobinurie/Hämosiderinurie bei intravasaler Hämolyse zu einem Eisenmangel führen.

Gesteigerter Bedarf, in der Schwangerschaft und Stillzeit, bei pharmakologisch stimulierter Erythropoese oder in Wachstumsphasen, kann ebenfalls zu Eisenmangel führen. Dies gilt auch für eine **inadäquate Eisenresorption**, wenn die Nahrung dauerhaft zu wenig verwertbares Eisen enthält (z. B. bei unausgewogener vegetarischer/veganer Kost, Reduktionsdiät) oder gastrointestinale Erkrankungen oder Resektion des nur sehr kurzen eisenresorbierenden Dünndarmabschnitts eine Malabsorption bewirken.

Infektionen, chronische Entzündungen und Tumorerkrankungen verringern die Abgabe des wiederverwerteten Eisens aus Makrophagen. Diese Eisenverteilungsstörung kann – trotz normalem oder erhöhtem Speichereisen – zu einer eisendefizienten Erythropoese führen (s. S. 14).

Nicht selten kommen mehrere Ursachen zusammen [4, 5, 11]. Dies gilt insbesondere für ältere Menschen mit Zusatzrisiken wie Anwendung von Acetylsalicylsäure oder anderer nichtsteroidaler Antiphlogistika, einer oralen

Tabelle **3** Risikogruppen für einen absoluten Eisenmangel (nach [4, 11]).

Erhöhter Bedarf

- Schwangere (Eisenverlust 500–1000 mg pro Schwangerschaft),
- stillende Frauen (Eisenverlust 0,5 mg täglich)
- Neugeborene mit geringem Geburtsgewicht
- Kinder im Alter von 6 Monaten bis 5 Jahren (starkes Wachstum)
- Leistungssportler mit hoher Trainingsintensität

Mangelnde Eisenaufnahme

- zu geringes Eisenangebot in der Nahrung: Vegetarier/Veganer (bei unausgewogener Ernährungsweise)
- Patienten mit Malabsorption (z. B. Zöliakie, Morbus Whipple, chronisch-entzündliche Darmerkrankungen; Zustand nach Dünndarmresektion; Helicobacter pylori-Infektion; autoimmune atrophische Gastritis; Zustand nach Magenresektion; langfristige Therapie mit Antacida, Protonenpumpen-Hemmern oder Tetrazyklinen.)

Erhöhter Eisenverlust durch Blutverlust oder Hämoglobinurie

- Frauen mit starker Menstruationsblutung (Menorrhagie)
- gastrointestinaler Blutung (z. B. Ulzera, Kolonpolypen, Tumoren, gastrointestinale Parasiten, Morbus Crohn, Colitis ulcerosa; intestinale Teleangiektasien [Morbus Osler]; Angiodysplasien)
- urogenitale Blutungen, vor allem bei Tumoren
- intravasale Hämolyse mit (chronischer) Hämoglobinurie (z. B. paroxysmale nächtliche Hämoglobinurie)
- pulmonale Hämosiderose
- Anaemia factitia
- Hämodialyse
- nosokomialer Blutverlust durch häufige Blutentnahmen

Antikoagulation, Mangelernährung, gastrointestinaler Blutungsquelle oder Nierenerkrankung.

Die wichtigsten **Risikogruppen** für einen Eisenmangel sind in Tab. **3** genannt.

1.3 Erythropoese und Anämie bei Eisenmangel

Die normale Erythropoese sorgt für eine mehr oder weniger konstante Zahl der Erythrozyten im Blut ($4-6 \times 10^{12}$ pro Liter Blut). Die Erythrozyten entwickeln sich in mehreren Zellteilungen aus pluripotenten Stammzellen des Knochenmarks. Das Hormon Erythropoetin, das in der Niere gebildet wird, wenn der Sauerstoff-Partialdruck im Gewebe fällt, stimuliert die Erythropoese, indem es die Bildung von Proerythroblasten anregt. Daraus entstehen basophile Normoblasten. In diesem Stadium beginnt die Hämoglobinsynthese. Das Hämoglobin enthält als prosthetische Gruppe ein Häm-Molekül. Bei der Synthese des Häms wird durch die Ferrochelatase ein Fe^{2+} in das Protoporphyrin IX eingebaut. In der weiteren Ausreifung wird der Zellkern immer kleiner und geht schließlich, wenn die Normoblasten zu Retikulozyten geworden sind, verloren. Nach $1-2$ Tagen Reifung im Knochenmark und weiteren 2 Tagen im Blutkreislauf sind reife Erythrozyten entstanden (Abb. **4**) [4, 11]. Erythrozyten haben eine mittlere Lebensdauer von 120 Tagen. Am Ende werden sie von Makrophagen der Milz phagozytiert. Das Eisen der phagozytierten Erythrozyten bindet an Transferrin und wird entweder ins Knochenmark zur erneuten Erythropoese oder in die Eisenspeicher transportiert [4, 11].

Hauptfolge des Eisenmangels ist die gestörte **Hämoglobinsynthese** mit der Konsequenz einer verminderten Hämoglobinkonzentration im Blut (Referenzwerte für die Anämiediagnose siehe Tab. **8**, S. 18). Dadurch – aber auch unmittelbar – hat Eisenmangel negative Folgen für die körperliche und geistige Leistungsfähigkeit [19 – 21], Immunabwehr und Infektanfälligkeit [22 – 23]. Zudem beeinflusst Eisenmangel Wachstums- und Entwicklungsvorgänge und erhöht in der Schwangerschaft das Risiko für die werdende Mutter und das ungeborene Kind [4, 5].

Abb. **4** fasst schematisch die komplexen Mechanismen der Eisenhomöostase zusammen bei welcher Eisenzufuhr mit der Nahrung, Resorptionsquote, Eisenbedarf, Speicherung, Verlust und Wiederverwertung eine Rolle spielen.

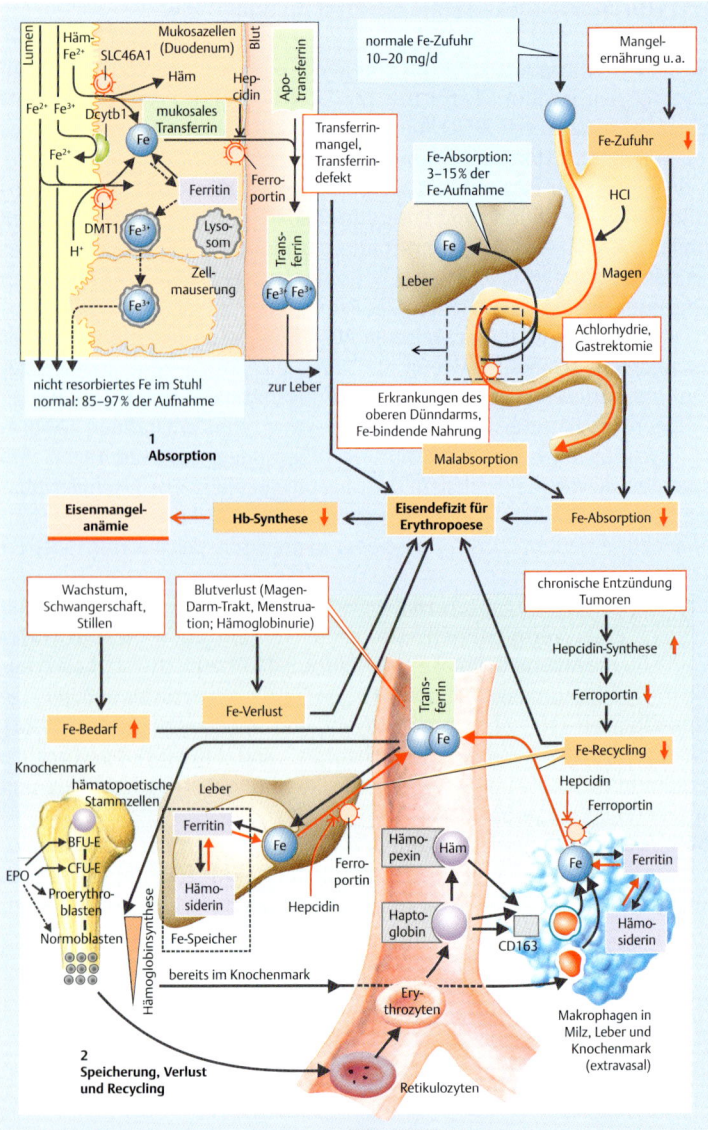

Abb. **4   Gesamtübersicht der Eisenhomöostase** (nach Silbernagl und Lang, 2009). Dcytb1: duodenales Cytochrom B; DMT-1: divalenter Metallionen-Transporter; BFU-E: „Burst-forming-units" der Erythropoese; CFU-E: „Colony-forming-units" der Erythropoese, EPO: Erythropoetin.

2 Diagnostik

In der Diagnostik des (vermuteten) Eisenmangels spielen die klinische Symptomatik und Laborbefunde die Hauptrolle. Das Wissen um Risikogruppen kann die diagnostische Aufmerksamkeit wecken. Es gilt die klinische Erfahrung: „Häufiges ist häufig und Seltenes ist selten". Eisenmangel ist die häufigste Ursache einer isolierten Anämie. Weltweit betrachtet sind ca. 80% der Anämien durch Eisenmangel bedingt. Daher gehört der Nachweis bzw. Ausschluss eines Eisenmangels obligat in den diagnostischen Algorithmus der Anämieabklärung. Es muss jedoch stets eine sorgfältige Differenzialdiagnose erfolgen und auch andere Ursachen der Anämie müssen in Betracht gezogen werden.

2.1 Klinische Symptomatik

Bevor sich eine manifeste Eisenmangelanämie entwickelt, wird zunächst das Speichereisen des Körpers (Ferritin und Hämosiderin) nach und nach aufgebraucht. Dieser Zustand des Speichereisenmangels ist definitionsgemäß nicht mit einer Anämie und in der Regel auch nicht mit einer ausgeprägten, typischen klinischen Symptomatik verbunden. Erst wenn nicht mehr genügend Funktionseisen – vor allem für die Erythropoese – verfügbar ist, entstehen die vielfältigen Symptome des absoluten Eisenmangels bzw. der Eisenmangelanämie [5].

Die subjektive Symptomatik der Patienten bzw. ihre anamnestischen Angaben sind in Tab. 4 zusammengefasst, mögliche Befunde bei der klinischen Untersuchung in Tab. 5. Eisenmangel kann auch zu einer Beeinträchtigung der Funktion von Lymphozyten, NK-Zellen und neutrophilen Granulozyten führen [22,23]. Neuere Studien zeigen auch einen Zusammenhang zwischen Eisenmangel und Herzinsuffizienz [24].

Die klinische Symptomatik des Eisenmangels in den einzelnen Risikogruppen kann Besonderheiten aufweisen, die in Tab. 6 zusammengefasst sind.

Tabelle **4** Anamnestische Angaben und subjektive Symptomatik von Patienten mit Eisenmangelanämie (nach [4, 5]).

- allgemeines Schwächegefühl, Müdigkeit, leichte Erschöpfbarkeit
- verminderte Leistungsfähigkeit und Belastbarkeit bei der Arbeit
- Nervosität, Konzentrationsstörungen, evtl. Vergesslichkeit
- emotionale Labilität, evtl. depressive Stimmungslage
- morgendliche Kopfschmerzen
- Belastungsdyspnoe
- erhöhte Infektanfälligkeit
- erhöhte Kälteempfindlichkeit
- Verstopfung
- Appetitstörung
- evtl. Dysphagie (Plummer-Vinson-Syndrom) (bei ausgeprägtem Eisenmangel)

Tabelle **5** Mögliche Befunde bei der klinischen Untersuchung von Patienten mit Eisenmangelanämie (nach [4, 5]).

Als Zeichen einer Anämie (unspezifisch; auch bei anderen Formen von Anämie vorhanden):

- Blässe (Haut, Schleimhäute)
- evtl. systolische Herzgeräusche
- evtl. Tachykardie
- evtl. Hypotonie

Als Zeichen eines schweren bzw. länger bestehenden Eisenmangels

- Mundwinkelrhagaden, Glossitis (Zungenbrennen)
- brüchige Nägel, evtl. Hohlnägel (Koilonychie)
- brüchiges Haar, Haarausfall
- bei Kindern evtl. Hinweise auf Wachstums- und Entwicklungsstörungen

Tabelle **6** Besonderheiten der klinischen Symptomatik bei manifestem Eisenmangel in einzelnen Risikogruppen (nach [4]).

Frauen mit starker Menstruationsblutung	allgemeine Symptomatik (siehe Tab. **4**) ■ verminderte körperliche Belastbarkeit oft Hauptproblem
Schwangere	erhöhtes Risiko der Schwangeren, des Fetus und des Neugeborenen: ■ Schwangere: Präeklampsie, Pyelonephritis, erhöhte Gefährdung durch partalen Blutverlust, durch Kindbettfieber ■ Fetus: intrauteriner Kindstod, Wachstumsstörung durch Plazentainsuffizienz, vorzeitige Geburt ■ Neugeborenes: verringerter Eisenspeicher
Kinder im Alter von 6 Monaten bis 5 Jahren	Symptome evtl. schon im präanämischen Stadium: ■ Wachstumsstörungen ■ Entwicklungsstörungen (Motorik, Sprache, emotional, kognitiv) ■ Verhaltensstörungen ■ hohe Infektanfälligkeit ■ Kopfschmerzen
Leistungssportler	allgemeine Symptomatik (siehe Tab. **3**) ■ verminderte Leistungsfähigkeit ■ hohe Infektanfälligkeit
ältere Menschen (mit Begleiterkrankungen)	Verschlechterung von Begleiterkrankungen (z. B. Herzinsuffizienz, chronische Infektionen), geschwächte Immunabwehr
Patienten mit gastrointestinalen Erkrankungen	gleichzeitige Symptomatik der gastrointestinalen Erkrankung
Patienten mit chronischer Niereninsuffizienz	gleichzeitige Symptomatik der Nierenerkrankung und der dadurch bedingten Anämie
Patienten mit chronischen Infektionen	gleichzeitige Symptomatik der Infektionen

2.2   Einteilung des Eisenmangels

Eisenmangel wird häufig in latenten, manifesten, absoluten und funktionellen Eisenmangel eingeteilt. In neuerer Zeit setzt sich eine Klassifikation durch, die 3 Hauptstufen unterscheidet (Tab. 7):

- Bei **Speichereisenmangel** ist keine Anämie nachweisbar. Die Parameter des Eisenmetabolismus (Serumferritin, Transferrinsättigung) deuten jedoch schon auf einen Mangel an Speichereisen hin. Symptome des Eisenmangels können bereits vorliegen, z. B. Entwicklungs- und Verhaltensstörungen bei Vorschulkindern oder nachlassende körperliche Leistungsfähigkeit bei jüngeren Frauen oder Leistungssportlern.
- Bei **eisendefizitärer Erythropoese** im Rahmen eines Eisenmangels wird nicht mehr genügend Eisen für die erythropoetischen Vorstufen im Knochenmark zur Verfügung gestellt. Es besteht auch ein Mangel an Eisen im Transportpool. Das Hämoglobin ist noch im Normbereich.
  Neben einem absoluten Mangel an Eisen können auch andere Störungen dazu führen, dass der aktuelle Eisenbedarf der Erythropoese das verfügbare Angebot übersteigt (siehe unten).
- Bei **Eisenmangelanämie** kann aufgrund eines absoluten Eisenmangels nicht mehr genügend Hämoglobin synthetisiert werden und der Hämoglobinwert fällt unter den Normwert. In dieser Situation besteht ein gleichzeitiger Mangel an Speichereisen, Transporteisen und Funktionseisen (Hämoglobin).

Die eisendefizitäre Erythropoese kann mehrere Ursachen haben [25]:

- **Absoluter Eisenmangel** durch Missverhältnis von Eisenbedarf/Eisenverlust und Eisenaufnahme. Das Speichereisen ist als Folge der negativen Eisenbilanz erniedrigt.
- **Eisenverteilungsstörung**: Das Speichereisen ist normal oder sogar erhöht, wird jedoch in den Speichern (v. a. Makrophagen und Hepatozyten) zurückgehalten und steht für die Erythropoese nicht ausreichend zur Verfügung. Es besteht ein Mangel an Transporteisen. Häufige Ursachen einer Eisenverteilungsstörung sind
  - Infektionen
  - chronische Entzündungen
  - maligne Tumorerkrankungen
  - Nierenerkrankungen.
  Diese führen häufig zu einer „Anämie bei chronischer Erkrankung" (ACD, „anemia of chronic disease"). Seltene Ursachen einer Eisenverteilungsstörung sind Hepcidin-produzierende Adenome, Kupfermangel oder eine eisenrefraktäre Eisenmangelanämie (IRIDA, „iron resistant iron deficiency anemia").

Tabelle 7 Differenzialdiagnose verschiedener Störungen des Eisenstoffwechsels mit Laborparametern.

	Hb	Ferritin	Transferrin-sättigung	sTfR	CHr	Erwarteter Hepcidin-Spiegel	ZPP
Speichereisenmangel	N	↓	N	N	N	N	N
eisendefizitäre Erythropoese durch Eisenmangel	N	↓	↓	↑	↓	↓	↑
Eisenmangelanämie	↓	↓	↓	↑	↓	↓	↑
Eisendefizitäre Erythropoese durch Eisenverteilungsstörung bei chronischer Erkrankung	N/↓	N/↑	↓	N	↓	↑	↑
Eisenmangel **und** chronische Erkrankung	↓/N	↓/N	↓	N/↑	↓	~	↑
Resistenz auf ESA durch funktionellen Eisenmangel	↓	N/↓	↓	↑	↓	↑	↑
Anämie mit ineffektiver Erythropoese	↓	↑	↑	↑	~	↓	~

↑ erhöht, ↓ erniedrigt, N normal, ~ variabel.
ESA: Erythropoese stimulierende Substanzen
sTfR: löslicher Transferrin-Rezeptor
ZPP: Zinkprotoporphyrin
CHr: Hb-Gehalt Retikulozyten
(modifiziert nach Goodnough LT et al., Blood 2010; 116: 4754)

- **Funktioneller Eisenmangel** bei Therapie mit Erythropoese stimulierenden Substanzen (ESA). Bei ESA-Therapie kann die Erythropoese so stark gesteigert sein, dass relativ nicht genügend Eisen für die vermehrte Blutbildung verfügbar ist.
- Selten sind **molekulare Defekte in Transportproteinen oder Enzymen**, die am Transport von Eisen, dem endogenen Recycling oder an der Häm-Synthese beteiligt sind. Hierzu gehören Mutationen im DMT1 oder Ferroportin, Hämoxigenase-Defizienz, Acoeruloplasminämie, Hypotransferrinämie oder die hereditären sideroblastischen Anämien (Aminolävulinsäure-Synthase-Mangel).

2.3 Laborbefunde

Die klinische Symptomatik, die Befunde der klinischen Untersuchung und die Zugehörigkeit zu einer Risikogruppe geben die diagnostische Richtung vor. Laborbefunde liefern den Beweis. Sie klären die Fragen, ob es sich um eine Anämie handelt, ob diese auf Eisenmangel beruht und wie schwer die Anämie bzw. der Eisenmangel ist.

Die Eisenmangelanämie ist eine hypochrome, mikrozytäre Anämie mit ausgeprägter Poikilozytose, Anisozytose und vereinzelten Targetzellen (Näheres siehe unten) (Abb. 5). Das Serumferritin ist verringert, was auf eine geringe Eisenspeicherung hinweist. Die Transferrin-Serumkonzentration ist erhöht, während die Transferrinsättigung abnimmt. Es ist also weniger Transporteisen unterwegs.

Die alleinige Eisenbestimmung im Serum (die in der Praxis oft noch zur Anämiediagnostik eingesetzt wird) erlaubt nur eine unsichere Aussage zum Eisenstatus eines Patienten. Allein auf der Basis eines niedrigen Serumeisens darf keine Eisensubstitution begonnen werden, auch wenn das Blutbild dazu „passt". Immer ist die zusätzliche Bestimmung des Serumferritins (Speichereisen) und der Transferrinsättigung (Transporteisen) erforderlich.

Um die Eisenutilisation zur Erythropoese ermessen zu können, wird der Anteil der hypochromen Erythrozyten oder der Hb-Gehalt der Retikulozyten (CHr, „Reticulocyte Hemoglobin Content") bestimmt. Damit sind die 3 Hauptkompartimente des Eisenstoffwechsels (Speicherung in Makrophagen und Hepatozyten, Transport im Plasma, Utilisation im Knochenmark) charakterisiert [1, 4, 5].

2.3.1 Parameter und ihre Referenzwerte

Zunächst werden in Tab. **8** die Referenzwerte der wichtigsten diagnostischen Parameter des Eisenstoffwechsels und der Eisenmangelanämie zusammengestellt: Hämoglobin, Erythrozyten inkl. Spezialformen, Serumeisen, Serumferritin, Transferrin-Serumkonzentration, Transferrinsättigung, löslicher Transferrinrezeptor (sTfR). Die diagnostische Bedeutung wird im folgenden Abs. 2.3.2 präzisiert.

2.3.2 Diagnostische Bedeutung der Parameter

Hämoglobin: Eine Anämie ist definiert als Erniedrigung des Hämoglobinwerts unter den alters- und geschlechtsspezifischen Normwert. Entsprechend zeigt der Hämoglobinwert, ob eine Anämie vorliegt. Dabei sind unterschiedliche Werte verschiedener Altersgruppen und der Geschlechter zu beachten (siehe Tab. **8**). Weitere Faktoren, wie z. B. die Höhenlage, sind evtl. zu berücksichtigen.

Für die Differenzialdiagnose zu anderen Anämieformen (z. B. Sichelzellenanämie, Thalassämie) sind pathologische **Hb-Formen**, wie z. B. HbS (Sichelzell-Hb) und HbE (bei Hämoglobin-E/β-Thalassämie), und ihr Anteil am Gesamt-Hb von Interesse. Zu beachten ist, dass der Anteil der Hauptform des Glykohämoglobins, **HbA$_{1c}$** (Referenzwert 3 – 6 % bei Erwachsenen), bei Eisenmangelanämie erhöht und bei hämolytischer Anämie verringert sein kann [1,4].

Erythrozyten: Die Erythrozyten sind bei eisendefizitärer Hämatopoese und bei Eisenmangelanämie **hypochrom** (MCH < 28 pg) und **mikrozytär** (< 80 fl [Femtoliter]). Der Anteil der **hypochromen Erythrozyten** (d. h. mit einer mittleren korpuskulären Hb-Konzentration < 28 g/dl) an den zirkulierenden Erythrozyten zeigt die Eisenutilisation bei der Erythropoese an. Ein erhöhter Wert (> 2,5 %, bei Hämodialysepatienten > 5 %) spricht für eine mangelnde Eisenversorgung der Erythropoese, ein Wert > 10 % beweist eine eisendefizitäre Erythropoese. Die diagnostische Bedeutung der hypochromen Erythrozyten ergibt sich insbesondere als Frühindikator, da sie vor den typischen mikrozytären Blutbildveränderungen der Erythropoese auftreten.

Bei der Eisenmangelanämie kommt es auch zu einer übermäßigen Größenvarianz der Erythrozyten (**Anisozytose**) und zum Auftreten pathologischer Erythrozytenformen (**Poikilozytose**). Die **Erythrozytenverteilungsbreite** (**EVB**, in %) ist ein Maß für die Größenverteilung der Erythrozyten) im Blut. Sie wird bestimmt aus den durchflusszytometrisch gemessenen Erythrozytenvolumina:

Tabelle **8**   Referenzwerte der diagnostischen Parameter des Eisenstoffwechsels und der Eisenmangelanämie [1, 4, 26].

Population	Referenzwerte
Hämoglobin	
Neugeborene (1 – 4 Tage)	16,2 – 21,2 g/dl
Neugeborene (1 – 2 Wochen)	15,5 – 19,6 g/dl
Säuglinge (2 – 4 Wochen)	12,6 – 17,2 g/dl
Säuglinge (5 – 12 Wochen)	10,5 – 12,6 g/dl
Säuglinge (> 12 Wochen)	11,0 – 14,4 g/dl
Kinder (6 Monate – 5 Jahre)	11,0 g/dl
Kinder (5 – 11 Jahre)	11,5 g/dl
Kinder (12 – 14 Jahre)	12,0 g/dl
Frauen (> 15 Jahre, nicht schwanger)	12,0 g/dl
Schwangere	11,0 g/dl (10,5 g/dl im 2. Trimester)
Frauen im Wochenbett	10,0 g/dl
Männer (> 15 Jahre)	13,0 g/dl
Erythrozyten inkl. Spezialformen	
Neugeborene (1 – 4 Tage)	4,5 – 6,4 Mill./µl
Neugeborene (1 Woche)	4,4 – 5,9 Mill./µl
Säuglinge (2 Monate)	3,7 – 5,0 Mill./µl
Kinder (2 – 6 Jahre)	4,3 – 5,5 Mill./µl
Kinder (7 – 12 Jahre)	4,5 – 5,5 Mill./µl
Frauen	4,1 – 5,2 Mill./µl
Männer	4,5 – 5,9 Mill./µl
Anteil der hypochromen Erythrozyten (Definition siehe S. 17)	< 2,5 %, bei Hämodialysepatienten < 5 %
Retikulozyten	20 000 – 50 000/µl Neugeborene/Säuglinge: 0,6 – 3 % Erwachsene: 0,5 – 2 %
Hämoglobingehalt der Retikulozyten (CHr)	≥ 29 pg
Erythrozytenverteilungsbreite (EVB)	11,5 – 14,5 %
Serumeisen	
Kinder (2 – 12 Jahre)	22 – 135 µg/dl
Frauen	60 – 160 µg/dl
Männer	80 – 180 µg/dl

Tabelle **8**   Referenzwerte der diagnostischen Parameter des Eisenstoffwechsels und der Eisenmangelanämie [1, 4, 26].   *(Fortsetzung)*

Population	Referenzwerte
Serumferritin*	
Neugeborene (2 Wochen)	90 – 628 µg/l
Säuglinge (1 Monat)	144 – 399 µg/l
Säuglinge (2 Monate)	87 – 430 µg/l
Säuglinge (4 Monate)	37 – 233 µg/l
Säuglinge (6 Monate)	19 – 142 µg/l
Säuglinge (9 Monate)	14 – 103 µg/l
Säuglinge (12 Monate)	11 – 91 µg/l
Kinder (1 – 10 Jahre)	15 – 119 µg/l
Frauen (20 – 50 Jahre)	23 – 110 µg/l
Frauen (65 – 90 Jahre)	13 – 651 µg/l
Männer (20 – 50 Jahre)	35 – 217 µg/l
Männer (65 – 87 Jahre)	4 – 665 µg/l
Transferrin-Serumwerte, Transferrinsättigung, löslicher Transferrinrezeptor (sTfR)	
Erwachsene (Serumwerte)	200 – 400 mg/dl
Kinder (Sättigung)	7 – 46 %
Erwachsene (Sättigung)	16 – 45 %
löslicher Transferrin-Rezeptor (sTfR)	laborabhängig

* methodenabhängig, Standardisierung noch unzureichend

EBV (%) = (Sv × 100)/MCV (Sv: Standardabweichung des Volumens der Erythrozyten; MCV, mittleres korpuskuläres Volumen). Der Referenzwert beträgt 11,5 – 14,5 %.

Bei vielen Patienten mit Eisenmangelanämie tritt eine reaktive Thrombozytose auf.

Im Blutausstrich treten Zellen mit stark reduziertem Hämoglobingehalt (Anulozyten) und weitere atypische Formen (Zigarrenformen) (siehe Abb. **5**) auf. Auch hypochrome Erythrozyten mit zielscheibenartiger Anordnung des Hämoglobins (**Targetzellen**) können vorkommen. Diese sind jedoch nicht spezifisch für Eisenmangel, sondern kommen insbesondere auch bei Thalassämie-Syndromen vor. Die Größenverteilung der Erythrozyten zeigt eine Anisozytose [1, 4].

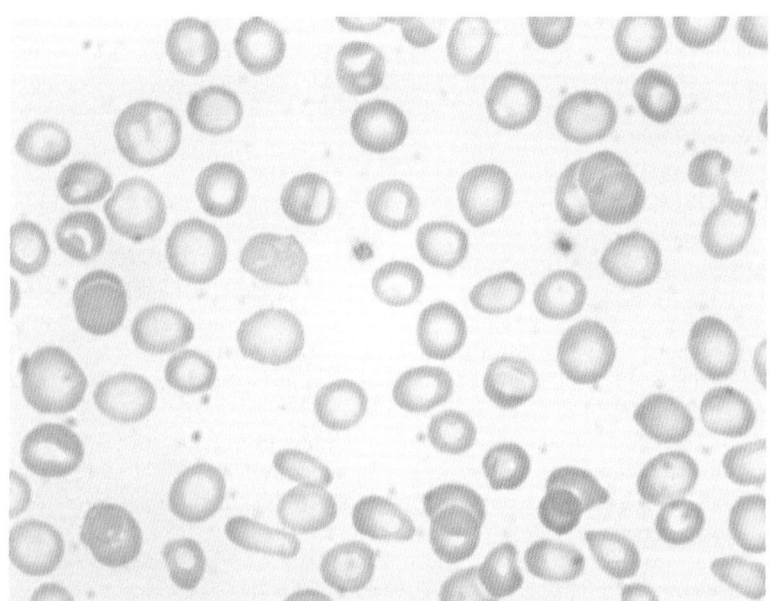

Abb. **5** **Blutausstrich bei Eisenmangelanämie.** Die Erythrozyten sind hypochrom und mikrozytär. Viele Erythrozyten sind nur im Randbereich hämoglobinisiert (Anulozyten). Es besteht eine deutliche Anisozytose und Poikilozytose mit Zigarrenformen.

Bei einer Eisenmangelanämie ist die absolute **Retikulozytenzahl** bzw. der Retikulozytenanteil an den zirkulierenden Erythrozyten in den meisten Fällen verringert. Allerdings können die Werte bei Blutung oder Hämolyse durch die kompensatorische Stimulation der Erythropoese auch erhöht sein. Der **Hb-Gehalt der Retikulozyten (CHr)** und die hypochromen Retikulozyten sind ein sehr sensitiver Indikator der Eisenversorgung der Erythropoese und erlauben es, eine Eisenmangel-Erythropoese innerhalb weniger Tage zu erkennen. Dann ist nämlich der CHr verringert [27]. Ein CHr unter 26 pg beweist eine eisendefizitäre Erythropoese. Aufgrund der Erythrozytenlebensdauer gibt der Anteil hypochromer Erythrozyten eine Information über die Eisenversorgung der Erythropoese über einen längeren Zeitraum (bis zu 120 Tage), während der CHr-Wert eine Echtzeit-Information über die Eisenversorgung der Erythropoese in den letzten 2 Tagen darstellt. Allerdings ist der CHr bei Patienten mit chronischer Niereninsuffizienz oder chronischer Entzündung – ähnlich wie Serumferritin – nicht verlässlich [4].

Serumeisen: Das Serumeisen allein charakterisiert den Eisenstatus nur unsicher. Die Bestimmung dieses Parameters stellt nur eine Momentaufnahme in einem komplexen Regulationsprozess dar. Das Serumeisen unterliegt einem zirkadianen Rhythmus und ist vor allem auch durch Infektionen, Entzündungen oder Hämolyse kurzfristigen Veränderungen unterworfen. Die Bestimmung dieses Parameters in der Anämiediagnostik und für Beurteilung der Therapiebedürftigkeit ist obsolet.

Serumferritin: Nur ein geringer Teil des Ferritins (Hauptspeicherform des Eisens) befindet sich im Plasma. Serumferritin wird bei Verdacht auf Eisenmangel oder Eisenüberladung und zur Einschätzung des mobilisierbaren Speichereisens bestimmt. Der Serumferritin-Spiegel korreliert im Normalfall eng mit dem Eisenspeicher des Körpers. Ein Serumferritin < 30 µg/l ist ein Zeichen für einen Eisenmangel, ein Serumferritin < 15 µg/l bei Frauen und < 20 µg/l bei Männern beweist ihn.

Da Ferritin ein Akute-Phase-Protein ist, kann es bei Infektionen, chronischen Entzündungen oder Tumorerkrankungen trotz objektivem Eisenmangel falsch normal oder sogar erhöht sein und einen Eisenmangel maskieren. Gleiches gilt auch für Lebererkrankungen mit Destruktion von Hepatozyten, welche viel Ferritin enthalten. Zur Beurteilung der Ferritinwerte müssen daher immer auch weitere Akute-Phase-Parameter, z.B. Blutsenkungsgeschwindigkeit (BSG), Serumwerte des **C-reaktiven Proteins (CRP)**, Leberenzyme und klinische Informationen herangezogen werden [1, 4].

Transferrin und Transferrinsättigung: Diese Parameter sind ein Indikator für das zur Verfügung stehende Funktionseisen. Ein Transferrin-Serumspiegel < 200 mg/dl bei Erwachsenen deutet auf eine eisendefizitäre Erythropoese hin. Dies gilt auch für eine Transferrinsättigung bei Erwachsenen < 16%, bei Kindern < 7% und bei Säuglingen < 10%. Allerdings ist zu beachten, dass hohe Transferrin-Serumspiegel, z.B. unter Östrogeneinfluss und bei hohem Eisenbedarf in der Schwangerschaft, eine (falsch) niedrige Transferrinsättigung ergeben können. Das bedeutet: Patienten mit Eisenmangel haben fast immer eine geringe Transferrinsättigung (hohe Sensitivität des Parameters von ca. 90%), aber eine geringe Transferrin-Sättigung kann auch aus anderen Gründen vorliegen (geringe Spezifität des Parameters). Ähnliches gilt auch für die erhöhte Transferrinsättigung (> 45%), die eine Eisenüberladung anzeigen, aber auch andere Ursachen (z.B. Proteinverlust, verminderte Proteinsynthese) haben kann [1, 4].

Der im Serum nachweisbare lösliche **Transferrin-Rezeptor (sTfR)** ist ein Bruchstück des zellmembrangebundenen TfR. Sein Serumspiegel korreliert mit der Zahl der Zelloberflächen-TfR und entsprechend der erythropoetischen Aktivität. Entsprechend ist der sTfR bei gesteigerter Erythropoese erhöht (z.B. bei hämolytischen Erkrankungen, Stimulation mit Erythropoetin oder bei Polycythaemia vera). Auch bei eisendefizitärer Erythropoese, aber nicht schon bei Speichereisenmangel, nimmt die Serumkonzentration der sTfR zu. Der lösliche Rezeptor eignet sich zur Differenzialdiagnose von Anämien bei chronischen Erkrankungen, weil er – anders als Serumferritin – dadurch nicht beeinflusst wird. Im Gegensatz zu den hohen sTfR-Serumwerten bei Eisenmangelanämie sind die sTfR-Serumwerte bei einer Anämie durch chronische Erkrankungen normal oder verringert. sTfR-Serumwerte können auch bei chronischer Niereninsuffizienz, bei welcher Serumferritin wenig geeignet ist, herangezogen werden, um einen Eisenmangel zu belegen [1,4].

Zu Erhöhung von Sensitivität und Spezifität der Diagnostik werden 2 wesentliche Parameter des Eisenstoffwechsel zur Berechnung des **TfR-F-Index** herangezogen:

TfR-F-Index = sTRF [mg/L]/log Serumferritin [µg/L]. Dieser Parameter berücksichtigt somit das Speichereisen und die Aktivität der Erythropoese. Im Gegensatz zum sTFR ist dieser Parameter bereits beim Speichereisenmangel erhöht und – anders als der Ferritinwert alleine – auch bei Patienten mit Anämie bei chronischer Erkrankung aussagekräftig.

Wenn bei der Häm-Synthese zu wenig Eisen für den Einbau in das Protoporphyrin IX durch das Enzym Ferrochelatase zur Verfügung steht, wird alternativ auch Zink eingebaut, sodass **Zinkprotoporphyrin (ZPP)** entsteht. Dieses kann fluorometrisch gemessen werden, allerdings ist die Anwendung dieses Parameters in Deutschland nicht weit verbreitet. Der Anstieg von ZPP tritt dann ein, wenn der Erythropoese nicht genügend Eisen zur Verfügung steht. Ein Speichereisenmangel wird dadurch nicht erfasst. Ebenso ist es nicht möglich, zwischen absolutem Eisenmangel und Eisensequestration bei chronischen Erkrankungen zu unterscheiden.

Hepcidin kann mit Immunoassays oder mit Massenspektrometrie gemessen werden. Aufgrund seiner zentralen Rolle in der Regulation des Eisenstoffwechsels gewinnt es zunehmend auch Bedeutung als diagnostischer Parameter [28,29]. Es ist möglich, absoluten Eisenmangel (Hepcidin-Spiegel niedrig) von Patienten mit Eisenverteilungsstörung bei chronischer Erkrankung (Hepcidin-Spiegel erhöht) zu unterscheiden [30,31]. Bei kombinierten Störungen (absoluter Eisenmangel und Verteilungsstörung) ist jedoch eine zuverlässige Unterscheidung von absolutem Eisenmangel allein mit diesem Parameter nur eingeschränkt möglich [31]. In Tab. **2** sind Faktoren zusammengefasst, welche zu einer Erhöhung oder Verminderung des Hepcidin-Spiegels führen.

2.3.3 Differenzialdiagnose der Anämien

Im diagnostischen Vorgehen ist zunächst eine Klassifikation auf der Basis von MCV und MCH zu empfehlen (Abb. **6a**). In Mitteleuropa sind die Eisenmangelanämie und die Anämie bei chronischen Erkrankungen bei Weitem am häufigsten. Zu beachten ist, dass Eisenmangel auch bei anderen Anämien zusätzlich vorkommen kann bzw. dass eine Anämie mehrere Ursachen haben kann.

Die Eisenmangelanämie ist eine hypochrome, mikrozytäre Anämie. Entsprechend sind in der Differenzialdiagnose vor allem die weiteren hypochromen, mikrozytären Anämien zu berücksichtigen (Abb. **6a**, linke Spalte). Eine mikrozytäre Anämie weist immer auf eine Störung der Hämoglobinsynthese hin. Diese kann bedingt sein durch Eisenmangel, durch eine genetische Störung der Globinsynthese oder durch angeborene oder erworbene Störungen

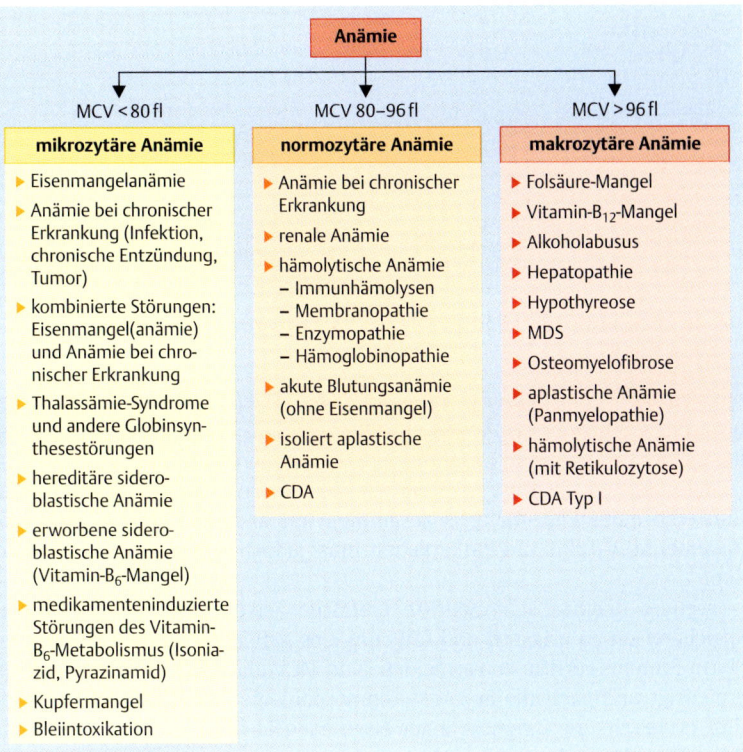

Abb. **6a** **Differenzialdiagnose der Anämien nach dem mittleren korpuskulären Volumen.** MDS: myelodysplastische Syndrome; CDA: kongenitale, dyserythropoetische Anämie.

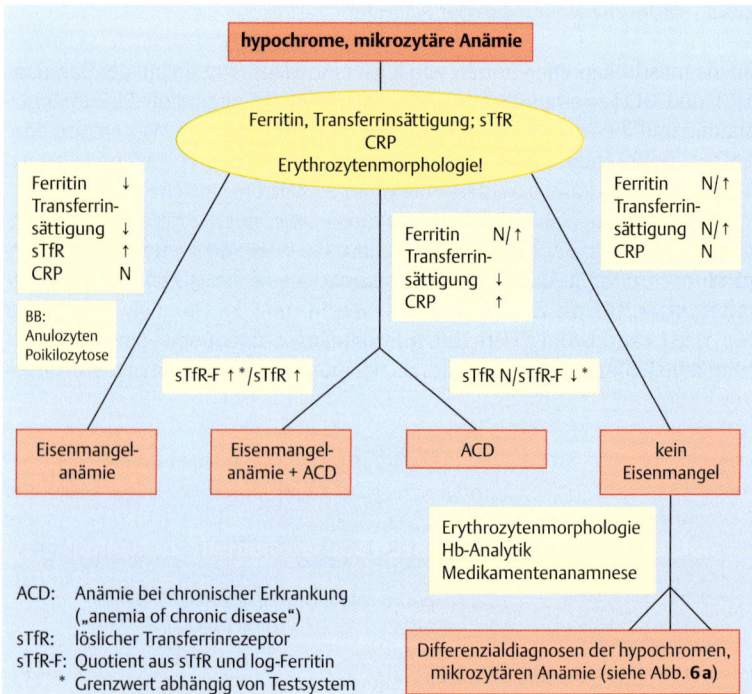

hypochrome, mikrozytäre Anämie

Ferritin, Transferrinsättigung; sTfR
CRP
Erythrozytenmorphologie!

Ferritin	↓
Transferrin-	
sättigung	↓
sTfR	↑
CRP	N

BB:
Anulozyten
Poikilozytose

Ferritin	N/↑
Transferrin-	
sättigung	↓
CRP	↑

Ferritin	N/↑
Transferrin-	
sättigung	N/↑
CRP	N

sTfR-F ↑*/sTfR ↑

sTfR N/sTfR-F ↓*

Eisenmangel-
anämie

Eisenmangel-
anämie + ACD

ACD

kein
Eisenmangel

Erythrozytenmorphologie
Hb-Analytik
Medikamentenanamnese

Differenzialdiagnosen der hypochromen,
mikrozytären Anämie (siehe Abb. 6a)

ACD: Anämie bei chronischer Erkrankung
           („anemia of chronic disease")
sTfR: löslicher Transferrinrezeptor
sTfR-F: Quotient aus sTfR und log-Ferritin
     *   Grenzwert abhängig von Testsystem

Abb. 6b   Diagnostisches Vorgehen bei hypochromer, mikrozytärer Anämie.

der Porphyrin- und Häm-Synthese. Abb. 6b zeigt einen einfachen Diagnose-
weg, um mikrozytäre Anämien zu differenzieren. Typische Konstellationen
der Laborparameter sind in Tab. 7 (S. 15) zusammengefasst.

Bei erhöhtem MCV ist ein Eisenmangel unwahrscheinlich. Kombiniertes
Auftreten eines Eisenmangels zusammen mit anderen Erkrankungen, die
mit einer MCV-Erhöhung einhergehen, muss jedoch in Betracht gezogen werden.

Weitere diagnostische Schritte umfassen Ferritinbestimmung, um das
Speichereisen zu erfassen und CRP, um eine Fehlinterpretation des Akute-
Phase-Proteins Ferritin zu vermeiden. Sind MCV und MCH sowie das Ferritin
erniedrigt und passt die Erythrozytenmorphologie zu der Befundkonstella-
tion, ist bereits die Diagnose einer Eisenmangelanämie möglich. Sind diese
Befunde nicht eindeutig, helfen die Parameter, welche die Eisenversorgung
der Erythropoese anzeigen (Transferrinsättigung, CHr, sTFR, Anteil hypochro-

mer Erythrozyten oder Zink-Protoporphyrin), diagnostisch weiter. Insbesondere sollte auch immer die Erythrozytenmorphologie im Blut einbezogen werden. Pathologische Formen wie Zigarrenformen, Anulozyten (Eisenmangel), viele Targetzellen (Thalassämie-Syndrome, Hämoglobin-C-, -D-, -E-Erkrankung) oder basophile Tüpfelung (instabiles Hämoglobin, sideroblastische Anämie oder Bleiintoxikation) können wichtige Hinweise für einen gezielten Einsatz der Spezialuntersuchungen geben.

In der klinischen Praxis ist die Differenzialdiagnose zwischen absolutem Eisenmangel und Eisenverteilungsstörung bei Infektionen, chronischen Entzündungen oder Tumoren besonders häufig – und im Hinblick auf die Behandlungskonsequenzen auch relevant. Vielfach liegt auch die Kombination aus Eisenmangel und Eisenverteilungsstörung vor: z.B. bei chronisch-entzündlichen Darmerkrankungen oder bei malignen gastrointestinalen Tumoren.

Ergibt sich aus den oben beschriebenen Parametern kein klares Bild, müssen auch seltene Formen der mikrozytären, hypochromen Anämien in Betracht gezogen werden. Dies sind insbesondere angeborene Störungen des Eisenstoffwechsels (z.B. Atransferrinämie, Acoeruloplasminämie) oder der Porphyrin- oder Häm-Synthese (z.B. Aminolävulinsäure-Synthase-Mangel, Ferrochelatase-Mangel). Bei Verdacht auf solche Störungen sollte eine Abklärung in Expertenzentren für seltene Anämieformen erfolgen.

Tabelle 9 Hinweise zur Differenzialdiagnose der wichtigsten sonstigen Anämien (nach [4]).

Anämie	Parameter zur Differenzierung
Anämie bei chronischer Erkrankung	Klinik der chronischen Erkrankung (Infektion, Autoimmun-, Krebserkrankung), CRP-Anstieg, oft niedrige sTfR-Serumwerte (manchmal auch erhöhte, dann zusätzlich Eisenmangel)
Blutungsanämie (akute Blutung)	Blutung durch Verletzung, Operation, innere Blutung (Eisenmangel möglich)
hämolytische Anämie	Hämolysezeichen (Ikterus, brauner Urin)
perniziöse (makrozytäre) Anämie	Risikogruppen: ältere Menschen, Vegetarier/Veganer, Anwender von Antirheumatika, Immunsuppressiva, Antikonvulsiva (zusätzlicher Eisenmangel möglich)
Thalassämie	Hb-Elektrophorese; molekulargenetische Untersuchung
renale Anämie	chronische Niereninsuffizienz (zusätzlicher Eisenmangel möglich); Erythropoetin-Spiegel

2.4   Risikogruppen – Risikofaktoren und Monitoring

Für die Diagnostik der Anämien sollten bei Verdacht auf Eisenmangelanämie besonders darauf geachtet werden, ob Risikofaktoren für einen Eisenmangel vorliegen. Sie sind in Tab. **10** zusammengestellt.

Das Monitoring nach gastrointestinalen Blutungen sollte eine regelmäßige Kontrolle des Hb-Wertes und Serumferritins umfassen. Bei chronisch-entzündlichen Darmerkrankungen können mehrere Anämieursachen zusammenkommen: Eisenmangel, Entzündung und Medikamente. Bei Eisenmangel ohne ersichtliche Ursache kann eine Eisenresorptionsstörung aufgrund einer Erkrankung im Duodenum oder Jejunum vorliegen (z. B. nicht tropische Sprue oder chronisch entzündliche Darmerkrankung), die durch Endoskopie und Biopsie nachgewiesen werden kann [4].

Bei einer chronischen Niereninsuffizienz mit einer glomerulären Filtrationsrate (GFR) < 60 ml/min liegt häufig, mit einer GFR < 30 ml/min meistens eine Anämie vor. Sie beruht hauptsächlich auf Erythropoetinmangel. Im Einzelfall tragen weitere Ursachen (Blutverlust, Entzündung, Eisenmangel, Medikamente) zur Anämie bei. Eine komplette Eisenmangel-Diagnostik ist erforderlich, um einen funktionellen Eisenmangel zu erkennen, der vor allem unter einer Erythropoetintherapie entstehen kann. Den Beitrag einer Entzündung zur Anämie zeigt der CRP-Wert [4].

Tabelle **10**   Risikofaktoren für einen Eisenmangel (nach [4]).

Säuglinge und Kleinkinder	mütterlicher Eisenmangel in der Schwangerschaft, niedriges Geburtsgewicht, Mangelernährung, Infektionen
menstruierende Frauen	vegetarische Ernährung, Menorrhagie, Kontrazeption mit IUP (Intrauterinpessar, „Spirale"), Infektionen
Schwangere	keine Vorsorgeuntersuchungen
Vegetarier/Veganer	Mangelernährung
ältere Menschen	gastrointestinale Erkrankungen, Medikamente (z. B. Acetylsalicylsäure, andere NSAR, orale Antikoagulation), Mangelernährung

2.4.1 Eisenmangel in der Schwangerschaft

Nach der WHO hat eine Schwangere eine Anämie bei einem Hb-Wert < 11 g/dl, eine Wöchnerin < 10 g/dl. Die US-amerikanischen Centers of Disease Control (CDC) unterscheiden bei ihren Grenzwerten nach den Trimestern der Schwangerschaft: Im 1. und 3. Trimester wird eine Anämie bei einem Hb-Wert < 11 g/dl, im 2. Trimester < 10,5 g/dl festgestellt [4].

Im Rahmen der Schwangerenvorsorge sollte der Eisenstatus zusammen mit dem Vitamin-B_{12}- und Folsäurestatus in der Frühschwangerschaft untersucht werden. Bei einem Serumferritin < 30 µg/l ist ein Eisenmangel sehr wahrscheinlich. Liegt gleichzeitig der Hb-Wert < 11 g/dl, besteht eine Eisenmangelanämie. Mittels CRP sollte jedoch eine Entzündungssituation (auch später im Wochenbett) ausgeschlossen werden, die einen falsch normalen oder sogar erhöhten Serumferritin-Spiegel induzieren kann. Neben einer Eisenmangelanämie, der häufigsten Anämieform in der Schwangerschaft, kann grundsätzlich auch eine andere Anämieform vorliegen. Daher sind bei Nichtansprechen auf Eisensubstitution weitere Untersuchungen (z. B. Hämoglobinanalysen) notwendig [4].

Nach den Mutterschaftsrichtlinien erfolgt eine Hämoglobinbestimmung bei der ersten Untersuchung nach Feststellung der Schwangerschaft und ab dem 6. Monat alle 4 Wochen (bei Zwillingsschwangerschaften alle 2 Wochen) und bei Wöchnerinnen. Bei pathologischen Werten sind häufiger Kontrolluntersuchungen vorgesehen.

3 Therapie

Vor der Behandlung einer Eisenmangelanämie müssen ihre Ursachen diagnostiziert werden, um sie – sofern dies möglich ist – behandeln zu können. Die **kausale Therapie** geht immer vor. Eisensubstitution ohne Diagnose und Behandlung der zugrunde liegenden Ursache ist ein Kunstfehler. Begleitend erfolgt die symptomatische Therapie des Eisenmangels durch Eisensubstitution.

Bei der Behandlung sind individuelle Risikofaktoren des Patienten zu beachten, die zum Eisenmangel beitragen, ohne als einzige Ursache zu wirken, etwa die Mangelernährung einer Vegetarierin mit starken Menstruationsblutungen.

3.1 Indikation, Therapieziel und Dosierung der Eisensubstitution

Eine Eisensubstitution ist immer **indiziert**, wenn eine Eisenmangelanämie besteht. Sie ist auch dann indiziert, wenn Symptome und Befunde vorliegen, die mit hoher Wahrscheinlichkeit auf einem nachgewiesenen, nicht anämischen Eisenmangel beruhen.

Durch die Therapie soll nicht nur der aktuelle Eisenbedarf der Patienten gedeckt sein, zur Vorbeugung eines erneuten Eisenmangels sollen auch die entleerten Eisenspeicher aufgefüllt werden. Das Therapieziel ist die Beseitigung der Anämie und anderer Symptome des Eisenmangels und die Verbesserung der Prognose der Patienten [32 – 34].

Die wichtigsten **Therapiemaßnahmen** bei Eisenmangel und Eisenmangelanämie sind die kausale Therapie der Ursachen (z.B. Diagnose und Behandlung einer gastrointestinalen Blutungsquelle; Behandlung einer *Helicobacter-pylori* Infektion, Behandlung einer Menorrhagie, etc). Auf der Basis von Ernährungs- und Medikamentenanamnese ist durch entsprechende Ernährung ein verbessertes Eisenangebot mit der Nahrung anzustreben. Eisenresorptionshemmende Einflüsse (z.b. Antacida-Einnahme) sollten beseitigt werden (siehe Abschnitt 1.1). Bei einer Anämie, die auf globaler Mangelernährung beruht, sollten in der Regel zusätzlich Vitamin B_{12}, Folsäure und andere Mikronährstoffe substituiert werden [4]. Die zusätzliche therapeutische Gabe von oralem oder parenteralem Eisen soll ein ausreichendes Eisenangebot sicherstellen.

Bezüglich der **Dosierung** und **Therapiedauer** der Eisensubstitution wurden verschiedene Methoden vorgeschlagen, um das Eisendefizit erwachsener Patienten näherungsweise zu ermitteln.

Nach der Formel von Ganzoni [35] errechnet sich bei Eisenmangelanämie folgender Eisenbedarf:

$$(\text{Hb}_{\text{Ziel}} \, [\text{g/l}] - \text{Hb}_{\text{aktuell}} \, [\text{g/l}]) \times \text{Körpergewicht} \, [\text{kg}] \times 0{,}24 + 500 \, \text{mg Depoteisen} = \text{Eisenbedarf} \, [\text{mg}]$$

Eine einfachere Berechnung ermöglicht folgende Faustformel:
$$(\text{Hb}_{\text{normal}} \, [\text{g/dl}] - \text{Hb}_{\text{aktuell}} \, [\text{g/dl}]) \times 250 = \text{Eisenbedarf} \, (\text{in mg})$$

Wird dabei eine Eisen-Resorptionsquote von 20–30 % angenommen, lässt sich die erforderliche Substitutionsmenge bei oraler Applikation abschätzen. Bei einem $\text{Hb}_{\text{aktuell}}$ von 9,5 g/dl und einem $\text{Hb}_{\text{normal}}$ von 12,5 g/dl beispielsweise beträgt der Eisenbedarf nach dieser Formel 750 mg und die gesamte orale Substitutionsdosis bei 20 %iger Resorption 3750 mg.

Solche Berechnungen liefern nur eine näherungsweise Eingrenzung der Substitutionsdosis. Die Eisenresorptionsrate ist bei oraler Gabe interindividuell unterschiedlich. Der Eisenverlust kann trotz therapeutischer Bemühungen fortbestehen. Daher muss in jedem Fall eine individuelle Therapiekontrolle der Eisenmangelanämie (Hb-Wert) und der Eisenspeicher (Ferritin) erfolgen. Die Therapie wird so lange fortgesetzt, bis sich der Hb-Wert normalisiert hat und ein Serumferritin von mindestens 50 µg/l erreicht wird [5].

Als Hb_{Ziel} für Schwangere gilt z. B. 11 g/dl (110 g/l), sonstige Hb_{Ziel}-Werte entsprechen den Referenzwerten. Für eine Schwangere mit einem Körpergewicht von 60 kg und einem $\text{Hb}_{\text{aktuell}}$ von 9 g/dl (90 g/l) ergibt sich nach der Ganzoni-Formel ein Eisenbedarf von 788 mg. Dieser Bedarf kann z. B. durch eine parenterale Eisensubstitution von 2 × 200 mg pro Woche bis zum Erreichen des Hb-Zielwerts von 11 g/dl substituiert werden [4].

3.2   Formen der Eisensubstitution

Die Eisensubstitution kann grundsätzlich oral oder parenteral erfolgen (Abb. **7**).

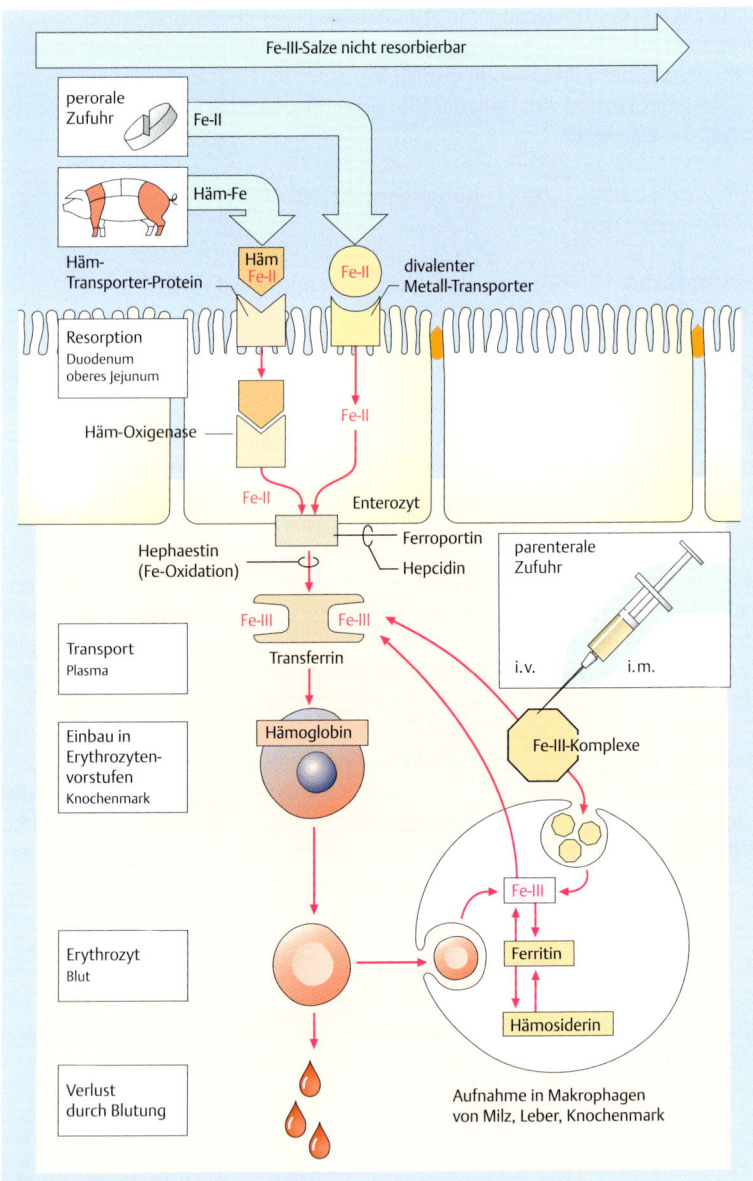

Abb. 7 Möglichkeiten der Eisensubstitution und deren Metabolismus (nach [18]).

3.2.1 Orale Eisentherapie

Die orale Eisentherapie ist bei vielen Patienten und in vielen Situationen die Methode der Wahl. Wegen der Physiologie der Eisenresorption (siehe S. 2 f) wird zur oralen Substitution vorwiegend 2-wertiges Eisen (Fe^{2+}) eingesetzt. Zur oralen Threapie sind Präparate mit Eisen-(II)-Sulfat als Mono- oder Dihydrat, Eisen-(II)-Gluconat, Eisen-(II)-Succinat, Eisen-(II)-Glycin-Sulfat oder Eisen-(II)-Fumarat zugelassen [5, 11]. Eisen-(III)-Komplexe werden enteral zwar kaum resorbiert. Das Eisen-(III)-Polymaltose-Präparat wird jedoch-gemessen an Endpunkten wie Ferritin- und Hämoglobinanstieg- ebenfalls gut resorbiert [36, 37]

Zur Verbesserung der Verträglichkeit wurden Retardformulierungen entwickelt. Da der größte Anteil der Eisenresorption im Duodenum erfolgt, besteht bei einer zu stark retardierten Freisetzung des Fe^{2+} die Gefahr einer geringeren Resorption [38]. Es ist eindeutig belegt, dass sich Bioverfügbarkeit, klinische Wirksamkeit und Nebenwirkungsrate der verschiedenen oralen Präparationen klinisch relevant unterscheiden [39 – 42].

Die Tagesdosis liegt bei 100 – 150 mg Fe^{2+} und wird auf 2 – 3 Gaben verteilt. Da die genannten Eisenverbindungen mehr wiegen, als die darin enthaltenen Eisenionen, ist für die Tagesdosis eine entsprechend höhere Gewichtsmenge der Eisenverbindung, z. B. 300 mg Eisen-(II)-Sulfat, erforderlich [5, 11].

Die Resorption ist besser, wenn das Eisenpräparat mit Abstand zu den Mahlzeiten eingenommen wird. Die Verträglichkeit ist besser, wenn es zu den Mahlzeiten genommen wird. Die Verträglichkeit lässt sich auch durch Dosisreduktion verbessern [5, 11].

Nebenwirkungen der oralen Eisentherapie sind Übelkeit, Völlegefühl, Oberbauchschmerzen, Flatulenz, Obstipation oder (seltener) Diarrhö. Bei mindestens einem Viertel der Patienten tritt mindestens eines dieser Symptome auf. Meistens sind sie in den ersten 3 Tagen der Therapie ausgeprägter als später, was die Patienten wissen sollten, damit sie die Therapie nicht frühzeitig wieder abbrechen. Sie sollten auch wissen, dass die Eisentherapie zu einer harmlosen Dunkelfärbung des Stuhls führt. Aufgrund der gastrointestinalen Nebenwirkungent ist allerdings die Compliance bei oraler Eisentherapie in der Regel gering [43].

Wechselwirkungen mit Antacida sind zu beachten, welche die Eisenresorption hemmen. Umgekehrt können Eisensalze die Resorption von Antibiotika (z. B. Ciprofloxacin, Tetracyclin) und Antiparkinsonmitteln verringern [5, 11]. Durch gleichzeitige Gabe von Ascorbinsäure kann die Resorption von Eisen verbessert werden [44].

Neuere Untersuchungen haben gezeigt, dass die Resorption des Eisens umso besser ist, je niedriger die Hepcidin-Spiegel sind [45, 46]. Hepcidin-

Messungen könnten daher helfen, die Patienten zu identifizieren, bei denen eine orale Eisentherapie besonders effektiv ist [25].

3.2.2 Parenterale Eisentherapie

Zur parenteralen Eisentherapie wird 3-wertiges Eisen (Fe^{3+}) in Form eines Kohlenhydrat-Komplexes verwendet. Zugelassene Präparate sind Eisen-(III)-Natrium-Gluconat-Komplex, Eisen-(III)-Hydroxid-Saccharose-Komplex, Fe-(III)-Hydroxid-Polymaltose-Komplex und Eisen-(III)-Hydroxid-Dextran-Komplex [47]. Die Komplexstabilität, die Geschwindigkeit der Freisetzung von Eisen aus diesen Komplexen und die Halbwertszeit sind sehr unterschiedlich [47]. Entsprechend sind die maximalen Einzeldosen der Präparate ganz unterschiedlich und müssen immer beachtet werden. Da die Bindungskapazität von Transferrin begrenzt und freies, nicht an Transferrin gebundenes Fe^{3+} toxisch ist, muss eine Überdosierung streng vermeiden werden, da dies schwere Nebenwirkungen auslösen kann.

Auch bei der intravenösen Anwendung im therapeutischen Dosisbereich kann es zu gastrointestinalen Nebenwirkungen kommen, allerdings ist die Häufigkeit deutlich geringer als bei oraler Eisentherapie [48]. Weitere unerwünschte Wirkungen sind Blutdruckabfall, Tachykardie, Fieber bzw. Hitzegefühl, Kopf-, Gelenk- und Muskelschmerzen und in seltenen Fällen ein anaphylaktischer Schock. Eine lokale Venenreizung (Thrombophlebitis) ist nicht selten. Bei der intramuskulären Injektion können Schmerzen an der Injektionsstelle vorkommen.

Pharmakovigilanz-Daten zeigen, dass sich die Präparate insbesondere in der Häufigkeit der schweren allergischen Reaktionen unterscheiden. Besonders bei hochmolekularen Eisen-(III)-Dextran-Komplexen und Eisen-(III)-Gluconat besteht ein relevantes Risiko für schwere allergische Reaktionen (bis zu fast 60 schwere Nebenwirkungen pro 1 Million Anwendungen) [47]. Bei Anwendung hochmolekularer Dextranverbindungen ist die Gabe einer Testdosis erforderlich. Dagegen ist diese Reaktion bei den niedermolekularen Dextran-Verbindungen deutlich geringer und bei den hochmolekularen Kohlenhydratkomplexen, insbesondere Eisen-(III)-Polymaltose, ist sie sehr gering [49].

Eine parenterale soll nicht mit einer oralen Eisengabe kombiniert werden, um das Eisentransportsystem nicht zu überlasten [4, 5, 11].

3.2.3 Vergleich der oralen und der intravenösen Eisentherapie

Nach Blutverlust kommt es zu einer kompensatorischen Steigerung der Erythropoese, deren Ausmaß von der Eisenverfügbarkeit abhängt. Bei oraler Eisengabe ist eine Steigerung auf das 2,5–3,5-Fache der normalen Produktionsrate und bei intravenöser Eisengabe auf das 5-Fache möglich [50]. Aufgrund der begrenzten enteralen Resorption dauert das Auffüllen entleerter Eisendepots mit oraler Substitution länger als bei parenteraler Substitution. Vergleichsstudien zeigten, dass sowohl Ferritin als auch Hämoglobin mit intravenöser Eisengabe signifikant schneller ansteigen als mit oraler Substitution und weniger unerwünschte Wirkungen auftreten [38, 49, 51–53]. Die orale Zufuhr hat den Vorteil, dass infolge der bedarfsgesteuerten Resorption eine Eisenüberladung des Körpers weniger zu befürchten ist.

Die rasche Freisetzung von Fe^{3+} aus den Komplexen bei intravenöser Therapie kann dazu führen, dass nicht-Transferrin-gebundenes Eisen auftritt, welches durch eine Fenton-Reaktion eine oxidative Schädigung von Geweben verursacht. Tierexperimentelle Untersuchungen zeigten, dass intravenöse Gabe von Eisen-(III)-Gluconat und Eisen-(III)-Dextranen, aber nicht von Eisen-(III)-Carboxymaltose zur signifikanten Veränderung von Parametern führt, welche oxidativen Stress anzeigen [54]. Ein großer Teil des parenteral applizierten Eisens gelangt in die Zellen des RES und steht dort der Erythropoese nicht unmittelbar zur Verfügung, insbesondere wenn erhöhte Hepcidin-Spiegel vorliegen. Andererseits wurde gezeigt, dass bei Patienten mit Eisenmangelanämie ca. 50 % des applizierten Eisens innerhalb von 3–4 Wochen in Hämoglobin eingebaut werden [55].

Vielfach wird es die Ursache des Eisenmangels sein, welche über die Wahl des Applikationswegs entscheidet [56]. Wenn bei einem stabilen Patienten keine schwere Symptomatik eines Eisenmangels besteht, die Verträglichkeit von oralem Eisen gut ist und keine schwerwiegende Resorptionsstörung besteht, sollte zunächst mit oralem Eisen behandelt werden.

Eine parenterale (intravenöse, intramuskuläre) Eisensubstitution ist in folgenden Situationen indiziert:

- eine Malabsorption als Ursache des Eisenmangels (z. B. Zöliakie, nach Darmresektion, bei chronisch-entzündlichen Darmerkrankungen [57–59]),
- die Notwendigkeit eines raschen Therapieeffekts (z. B. bei einem akuten schweren Eisenverlust durch Blutung, also postoperativ, postpartal, evtl. in der Schwangerschaft),
- renale Anämie bei dialysepflichtigen Patienten bei Therapie mit Erythropoese stimulierenden Substanzen bei eisendefizitärer Erythropoese [60, 61],

- bei ESA-Therapie mit eisendefizitärer Erythropoese trotz gefüllter Eisen-speicher, um das Ansprechen auf ESA zu verbessern,
- bei einer Unverträglichkeit der oralen Substitution (z. B. chronisch-ent-zündliche Darmerkrankungen [57,58,62]) oder
- einer nachgewiesenen Non-Compliance bei oraler Substitution [4,5,11].

Die unmittelbaren Therapiekosten der oralen Eisentherapie sind deutlich ge-ringer als bei intravenöser Eisengabe. Allerdings muss in der pharmakoöko-nomischen Gesamtbewertung berücksichtigt werden, dass bei mangelnder Resorption bzw. mangelnder Compliance eine längere Morbidität durch den Eisenmangel gegeben ist und daraus andere Folgekosten resultieren können. Eine intravenöse Eisengabe bei niereninsuffizienten Patienten kann eventuell eine ESA-Therapie überflüssig machen oder hinauszögern bzw. die ESA-Dosis senken, welche zum Erreichen des Ziel-Hb-Wertes nötig ist, und das Gesamt-ergebnis der Anämiebehandlung wird verbessert [60,61]. Auch bei Patienten mit chronisch-entzündlichen Darmerkrankungen kann eine parenterale Ei-sengabe die Anämie verbessern und ansonsten nötige weitere Therapien, z. B. mit ESA, vermeiden [57].

Tab. **11** stellt Vor- und Nachteile einer oralen und intravenösen Eisenthera-pie gegenüber. Das Nutzen-Risiko-Verhältnis von oral versus intravenösem Eisen muss weiter systematisch verglichen werden, insbesondere bei Patien-ten mit Eisenverteilungsstörungen [63–65]. Bisher stammen die meisten Erfahrungen mit intravenös appliziertem Eisen von Anwendungen bei Pa-tienten mit (dialysepflichtiger) Niereninsuffizienz. Weitere Studien sind vor allem bei Patienten mit Anämie bei chronischen Entzündungen und Tumoren erforderlich. Vor Anwendung der verschiedenen Präparate ist jeweils darauf zu achten, für welche Indikationen sie aktuell zugelassen sind.

3.3   Therapie in spezifischen Situationen

Frühgeborene sind in den ersten Lebenswochen oft aus mehreren Gründen (noch geringe Erythropoetin-Bildung, viele Blutabnahmen) anämisch. Bei nachgewiesenem Eisenmangel und vor allem bei Erythropoetintherapie benötigen sie eine Eisensubstitution, die meist parenteral (z. B. über einen liegenden zentralen Venenkatheter) gegeben wird [4].

Patienten mit **chronischer Niereninsuffizienz** und **renaler Anämie** haben unter Erythropoetintherapie (ab einem Hb < 11 g/dl) oft einen funktionellen Eisenmangel (siehe S. 15 f) und sollten eine in der Regel parenterale Eisensub-stitution erhalten. Empfohlen werden 400–600 mg Eisen i. v. als Sättigungs-dosis für die ersten 2 Wochen der Erythropoetintherapie und danach

Tabelle 11   Vergleich der Vor- und Nachteile oraler und intravenöser Eisentherapie.

	Orale Eisensubstitution	Intravenöse Eisensubstitution
Therapiedurchführung	oral, ambulant	i.v.; Aufwand für Injektion/ Infusion; medizinische Überwachung
Therapieüberwachung	Compliance oft gering	Compliance in der Regel besser
Verträglichkeit	häufig gastrointestinale NW	sehr selten gastro- intestinale NW
anaphylaktische Reaktion	keine	möglich; Restrisiko abhängig von Präparat
Wirkungseintritt	langsam	rasch
maximale erreichbare Steigerung der Erythropoese	2,5 – 3,5-fach	5-fach
Gefahr der Entstehung von NTBI und oxidativen Schädigungen	sehr gering	höher als bei Eisen p.o.
Eisenüberladung	sehr gering (bei korrekter Therapiekontrolle)	höher als bei Eisen p.o.
Kosten	gering	hoch[*]

[*] Bei Therapie in Kombination mit Erythropoese stimulierenden Substanzen (ESA), bei renaler Anämie oder kombiniertem Eisenmangel mit ACD sind allerdings Einsparungen bei anderen Maßnahmen (z.B. ESA-Dosis) zu berücksichtigen.

NW: Nebenwirkung, NTBI: nicht-Transferrin-gebundenes Eisen

25 – 150 mg Eisen i.v. wöchentlich in den ersten 6 Monaten der Erythropoe-tintherapie. Der Eisenstatus der Patienten wird regelmäßig (alle 1 – 3 Monate) kontrolliert und die Eisensubstitution bei einem Serumferritin von 600 µg/l unterbrochen. Auch nach Erreichen des Ziel-Hb soll der Eisenstatus unter Erythropoetintherapie alle 1 – 3 Monate und ohne Erythropoetintherapie alle 4 – 6 Monate kontrolliert werden [4].

Bei Patienten mit **gastrointestinaler Blutung** und Eisenmangel besteht das Hauptziel in der Blutstillung. Danach ist zu prüfen, ob eine orale Eisensubstitution toleriert wird und rasch genug wirkt. Wenn nicht, ist eine parenterale Substitution erforderlich [4].

Nach **akutem Blutverlust**, z. B. intraoperativ, ist die Erythropoese kompensatorisch gesteigert. Der entsprechend hohe Eisenbedarf (zusätzlich zum Eisenverlust durch die Blutung) kann zum funktionellen Eisenmangel führen. Wegen des hohen akuten Eisenbedarfs kann eine parenterale Substitution nötig sein [4].

Bei Patienten mit **chronisch-entzündlichen Darmerkrankungen** und Eisenmangel ist die orale Eisengabe oft schlecht verträglich, da sie vorhandene Beschwerden verstärken kann. Daher ist oft eine parenterale Substitution erforderlich, bei schwerer Anämie in Kombination mit Erythropoetin [4, 58, 59].

Patienten mit **Zöliakie** und Eisenmangel müssen wegen der Resorptionsstörungen in der Regel parenteral substituiert werden [4].

Anämie ist ein häufiges Symptom in der **Schwangerschaft** und oft ist diese durch Eisenmangel bedingt [66]. Nicht alle Schwangeren benötigen eine Eisensubstitution. Allerdings muss der Eisenstatus im Laufe einer Schwangerschaft regelmäßig kontrolliert werden (siehe S. 27). Denn trotz erhöhter enteraler Eisenresorption bewirkt eine Schwangerschaft häufig eine Depletion der Eisenspeicher, sodass die mütterliche Erythropoese beeinträchtigt sein kann. Das Ausmaß einer gegebenenfalls nötigen Eisensubstitution wird primär am Hb-Wert ermessen, wobei berücksichtigt werden muss, dass sich durch die Expansion des Plasmavolumens in der Schwangerschaft die Referenzwerte ändern (siehe Tab. **8**, S. 18). Eine regelmäßige orale Eisensubstitution (50 – 100 mg) während der Schwangerschaft vermindert das Risiko der Entwicklung einer Eisenmangelanämie und kann das Risiko von Komplikationen (Frühgeburt; niedriges Geburtsgewicht) reduzieren [67 – 69]. Wegen der oft kaum noch steigerungsfähigen Eisenresorption, dem erforderlichen Ausmaß der Substitution und schnellen Wirkeintritt und wegen Problemen mit der gastrointestinalen Verträglichkeit ist oft eine parenterale Eisensubstitution indiziert. Bei einer Anämie mit gemischter Ätiologie sollten Vitamin B_{12} und Folsäure zusätzlich gegeben werden. Für das Wochenbett gilt in etwa dasselbe wie für die Schwangerschaft [4].

Die Gabe von Eisen bei **Tumoranämie** war lange umstritten. Mehrere randomisierte Studien haben jedoch gezeigt, dass bei Therapie der Tumoranämie mit ESA eine gleichzeitige intravenöse Eisengabe das erythropoetische Ansprechen deutlich verbessert, dadurch zu höheren Hämoglobinwerten, einem geringeren Bedarf an ESA und zu einer besseren Lebensqualität führt [25, 70]. Eine orale Eisensubstitution scheint für diesen Effekt nicht ausreichend. Der restriktive Einsatz der ESA bei Tumoranämie entsprechend internationalen Empfehlungen ist zu beachten [71].

Bei chronischer Herzinsuffizienz wurden positive Effekte von intravenösen Eisengaben auf objektive Funktionsparameter und Symptomatik berichtet. Dies war selbst bei nicht anämischen Patienten der Fall und nur mit einem geringen Hb-Anstieg assoziiert. Dieser Effekte kann auf die Rolle von Eisen als Kofaktor für die Muskelfunktion zurückzuführen sein [24].

3.4 Therapiekontrolle

Zum Monitoring einer Eisensubstitution gehören der Hb-Wert, ein Blutbild mit Erythrozytenindizes (MCH, MCV, Anteil der mikrozytären Erythrozyten, EVB), die Retikulozytenzählung (evtl. CHr) und die Bestimmung des Serumferritins. Bei Anhaltspunkten für ein falsch hohes Serumferritin (z. B. aus dem CRP-Wert) können weitere Parameter des Eisenstatus erforderlich sein. Etwa 7–10 Tage nach dem Beginn einer Eisensubstitution beginnt der Retikulozytenanstieg und nach ca. 10–14 Tagen beginnt der Hb-Wert messbar zu steigen. Die Hb-Werte sollten, sofern dies im Einzelfall nicht früher erforderlich ist, innerhalb von 2 Monaten auf Normalwerte ansteigen. Die Auffüllung der Eisenspeicher, erkennbar am normalen Serumferritin (bei normalem CRP), kann noch längere Zeit dauern. Empfehlungen zur Frequenz der Kontrolluntersuchungen sind bei einzelnen Subgruppen genannt (Schwangere S. 27, chronisch Niereninsuffiziente S. 27) [5].

Die Ursachen für ein Nichtansprechen einer Eisensubstitution sind vielfältig:

- Gleichzeitig bestehende chronische Entzündung, Infektion oder Tumor, wodurch in der Regel erhöhte Hepcidin-Spiegel vorliegen, welche die intestinale Resorption von Eisen hemmen.
- anhaltender Blutverlust (z. B. gastrointestinale Blutung) mit negativer Eisenbilanz, da der Eisenverlust die resorbierte Menge übersteigt,
- unzureichender Eisenresorption (z. B. bei Morbus Crohn, Zöliakie, nach Darmresektion),
- Mangel an Vitamin B_{12}, Folsäure oder Erythropoetin
- Non-Compliance des Patienten,
- eisenresistente Eisenmangelanämie (IRIDA), die nicht auf orale Eisensubstitution und nur eingeschränkt auf intravenöse Eisensubstitution anspricht,
- eine falsche Differenzialdiagnose der Anämie.

Das bedeutet: Bei fehlendem Ansprechen auf eine Eisensubstitution Möglichkeiten der kausalen Therapie prüfen, Compliance prüfen, Resorptionsstörungen ausschließen, Diagnose prüfen [5].

4 Prophylaxe

Die Prophylaxe des Eisenmangels und der Eisenmangelanämie hat zahlreiche Aspekte, die hier nur angetippt werden können. Zur Prophylaxe eines Eisenmangels ist in der Regel keine Eisensubstitution indiziert, die ohne entsprechenden Mangel zu einer Eisenüberladung führen kann. Dagegen ist die Eisensubstitution eine der Optionen zur Vorbeugung einer Eisenmangelanämie (zu den Indikationen der Eisensubstitution siehe S. 28 ff) [4, 5].

Global gesehen ist Eisenmangel hauptsächlich die Folge von Armut, Mangelernährung, Infektionen und Unwissen. Die Präventionsmaßnahmen sind daher klar: Verbesserung der materiellen Lebensumstände inkl. Ernährung (evtl. auch durch Eisenanreicherung von Hauptnahrungsmitteln), Infektionskontrolle und Aufklärung. Aus kollektiver Sicht sind die Risikogruppen für einen Eisenmangel (siehe Tab. 3, S. 8) Hauptadressaten der Prävention. Ein individueller Präventionsansatz ergibt sich vor allem aus Begleiterkrankungen und spezifischen Risikofaktoren. Nur in Bevölkerungen oder Subgruppen mit hoher Prävalenz des Eisenmangels kann eine ungezielte Prävention erwogen werden, bei niedriger Prävalenz des Eisenmangels muss vor dem Einsatz prophylaktischer Maßnahmen ein Screening erfolgen [4].

Wie bestimmte Präventivmaßnahmen einzelnen Risikogruppen zugeordnet werden können, zeigt Tab. 12.

Eisenhaltige Ernährung dient der Vorbeugung eines Eisenmangels, reicht aber oft als alleinige Vorbeugung nicht aus. Dabei ist nicht nur der Eisengehalt der Nahrungsmitteln zu beachten: eisenhaltig sind Fleischsorten (z.B. Rind, Kalb, Schwein, Geflügel, Leber), Fisch und Meeresfrüchte, Hülsenfrüchte, grünes Gemüse (z.B. Kohl, Salat), Nüsse, Trockenobst (z.B. Aprikosen, Datteln) und Getreideprodukte. Zu beachten ist auch, dass manche Nahrungsbestandteile die Eisenresorption fördern, während andere sie hemmen. Fördernd wirken z.B. das Häm in Fleisch oder Fisch, Vitamin C sowie Enzyme in Sauerkraut oder Sojasauce. Hemmend wirken z.B. Phytate in Getreideprodukten, weißem Mehl, Nüssen und Samenkörnern, Inositol, Phenole bzw. Polyphenole wie Tannine in Tee, Kaffee und einigen Gewürzen sowie Kalzium in Milch und Milchprodukten. Auch die Lagerung und Zubereitung von Nahrungsmitteln beeinflussen den verwertbaren Eisengehalt [4].

Die **Eisenanreicherung von Hauptnahrungsmitteln** (wie Reis, Mehl, Zucker, Salz, Curry, Sojasauce, Haferflocken, Säuglingsnahrung) etwa mit Eisen-EDTA

Tabelle **12** Präventivmaßnahmen in einzelnen Risikogruppen (nach [4]).

Neugeborene, Säuglinge, Kleinkinder	eisen- und nährstoffhaltige Ernährung, evtl. Eisensubstitution, evtl. Screening
Schulkinder, ältere Menschen	eisenreiche Ernährung, evtl. Eisensubstitution
Schwangere	Screening (regelmäßige Vorsorgeuntersuchungen), evtl. Eisensubstitution, eisenreiche Ernährung
Leistungssportler, Vegetarier/Veganer	Screening (regelmäßige Kontrolluntersuchungen), bei Bedarf Eisensubstitution

kann zur Verbesserung der Eisenversorgung einer Bevölkerung beitragen. Die Eisenzugabe muss unschädlich sein und darf die Nahrungsmitteleigenschaften (Geruch, Geschmack, Einkaufspreis) nicht wesentlich verändern [4].

In der Prävention ist eine **Eisensubstitution** nur dann vertretbar, wenn damit ein Gesundheitsrisiko abgewendet oder reduziert werden kann. In der Regel werden Personen aus Risikogruppen für eine Eisenmangelanämie (in Einzelfällen auch schon für einen Eisenmangel) dafür infrage kommen: Neugeborene mit geringem Geburtsgewicht, Klein- und Vorschulkinder, Schwangere, Leistungssportler, Vegetarier/Veganer sowie chronisch kranke ältere Menschen. Die Indikation sollte individuell gestellt werden, eine Routineprophylaxe ohne Untersuchung des Eisenstatus ist nicht zu befürworten. Prophylaxedosen sind generell geringer als therapeutische Dosen.

Zur Prophylaxe eines Eisenmangels und einer Eisenmangelanämie gehören auch die **Prävention und Therapie von Erkrankungen**, die dazu führen oder beitragen können. In einer globalen Betrachtung sind dies insbesondere die gastrointestinalen Parasitosen (z. B. Hakenwurm-Erkrankungen).

5 Literatur

[1] Dörner K. Eisenstoffwechsel. Taschenlehrbuch Klinische Chemie und Hämatologie. 7. Auflage. Stuttgart: Thieme; 2009

[2] de Benoist B, McLean E, Egli I, Gogswell M. Worldwide prevalence of anaemia 1993–2005. WHO Global database on Anaemia (2008). Im Internet: http://www.Whqlibdoc.who.int/publications/2008/9789241596657_eng.pdf; Stand: 31.7.2011

[3] World Health Organization. World Health Organization: Micronutrient deficiencies (2011). Im Internet: http://www.who.int/nutrition/topics/ida/en/index.html; Stand: 31.7.2011

[4] Huch R, Schaefer R. Iron deficiency and iron deficiency anemia. Stuttgart, New York: Thieme; 2006

[5] Schrezenmeier H, Thiel E. Störungen des Eisenstoffwechsels und Anämien. In: Wehling M, Hrsg. Klinische Pharmakologie. 2. Auflage. Stuttgart: Thieme; 2011

[6] Qiu A, Jansen M, Sakaris A, et al. Identification of an intestinal folate transporter and the molecular basis for hereditary folate malabsorption. Cell 2006; 127 (5): 917–928

[7] Ferris CD, Jaffrey SR, Sawa A, et al. Haem oxygenase-1 prevents cell death by regulating cellular iron. Nat Cell Biol 1999; 1 (3): 152–157

[8] McKie AT. The role of Dcytb in iron metabolism: an update. Biochem Soc Trans 2008; 36 (Pt 6): 1239–1241

[9] Gunshin H, Fujiwara Y, Custodio AO, et al. Slc11a2 is required for intestinal iron absorption and erythropoiesis but dispensable in placenta and liver. J Clin Invest 2005; 115 (5): 1258–1266

[10] Donovan A, Brownlie A, Zhou Y, Shepard J, Pratt SJ, Moynihan J, et al. Positional cloning of zebrafish ferroportin1 identifies a conserved vertebrate iron exporter. Nature 2000; 403 (6771): 776–781

[11] Lüllmann H. Wirkstoffe zur Behandlung von Anämien. In: Lüllmann H, Mohr K, Hein L, Hrsg. Pharmakologie und Toxikologie. 17. Auflage. Stuttgart: Thieme; 2010

[12] Hentze MW, Muckenthaler MU, Galy B, et al. Two to tango: regulation of Mammalian iron metabolism. Cell 2010; 142 (1): 24–38

[13] Ganz T, Nemeth E. Hepcidin and disorders of iron metabolism. Annu Rev Med 2011; 62: 347–360

[14] Du X, She E, Gelbart T, et al. The serine protease TMPRSS6 is required to sense iron deficiency. Science 2008; 320 (5879): 1088–1092

[15] Koulaouzidis A, Said E, Cottier R, et al. Soluble transferrin receptors and iron deficiency, a step beyond ferritin. A systematic review. J Gastrointestin Liver Dis 2009; 18 (3): 345–352

[16] Harrison PM, Arosio P. The ferritins: molecular properties, iron storage function and cellular regulation. Biochim Biophys Acta 1996; 1275 (3): 161–203

17 Chiancone E, Ceci P, Ilari A, et al. Iron and proteins for iron storage and detoxification. Biometals 2004; 17 (3): 197–202

18 Lüllmann H, Mohr K, Hein L. Taschenatlas der Pharmakologie. 6. Auflage. Stuttgart: Thieme; 2008

19 Pollitt E, Soemantri AG, Yunis F, et al. Cognitive effects of iron-deficiency anaemia. Lancet 1985; 1 (8421): 158

20 Pollitt E. Iron deficiency and cognitive function. Annu Rev Nutr 1993; 13: 521–537

21 Pollitt E. Early iron deficiency anemia and later mental retardation. Am J Clin Nutr 1999; 69 (1): 4–5

22 van Iperen CE, Gaillard CA, Kraaijenhagen RJ, et al. Response of erythropoiesis and iron metabolism to recombinant human erythropoietin in intensive care unit patients. Crit Care Med 2000; 28 (8): 2773–2778

23 Bellamy MC, Gedney JA. Unrecognised iron deficiency in critical illness. Lancet 1998; 352 (9144): 1903

24 Carson JL, Adamson JW. Iron deficiency and heart disease: ironclad evidence? Hematology Am Soc Hematol Educ Program 2010; 2010: 348–350

25 Goodnough LT, Nemeth E, Ganz T. Detection, evaluation, and management of iron-restricted erythropoiesis. Blood 2010; 116 (23): 4754–4761

26 Laborlexikon (2011). Im Internet: http://www.laborlexikon.de/lexikon/Tabellen/17-Blutbild_Kinder.htm; Stand: 24.7.2011

27 Thomas C, Thomas L. Biochemical markers and hematologic indices in the diagnosis of functional iron deficiency. Clin Chem 2002; 48 (7): 1066–1076

28 Thomas C, Kobold U, Balan S, et al. Serum hepcidin-25 may replace the ferritin index in the Thomas plot in assessing iron status in anemic patients. Int J Lab Hematol 2011; 33 (2): 187–193

29 Thomas C, Kobold U, Thomas L. Serum hepcidin-25 in comparison to biochemical markers and hematological indices for the differentiation of iron-restricted erythropoiesis. Clin Chem Lab Med 2011; 49 (2): 207–213

30 Young B, Zaritsky J. Hepcidin for clinicians. Clin J Am Soc Nephrol 2009; 4 (8): 1384–1387

31 Theurl I, Aigner E, Theurl M, Nairz M, Seifert M, Schroll A, et al. Regulation of iron homeostasis in anemia of chronic disease and iron deficiency anemia: diagnostic and therapeutic implications. Blood 2009; 113 (21): 5277–5286

32 Nissenson AR, Goodnough LT, Dubois RW. Anemia: not just an innocent bystander? Arch Intern Med 2003; 163 (12): 1400–1404

33 Goodnough LT, Nissenson AR. Anemia and its clinical consequences in patients with chronic diseases. Am J Med 2004; 116 (Suppl 7A): 1S–2S

34 Crosby WH. The rationale for treating iron deficiency anemia Arch Intern Med 1984; 144 (3): 471–472

35 Ganzoni AM. [Oral therapy of iron deficiency]. Dtsch Med Wochenschr 1978; 103 (32): 1257–1258

36 Geisser P. Safety and efficacy of iron(III)-hydroxide polymaltose complex/a review of over 25 years experience. Arzneimittelforschung 2007; 57 (6A): 439–452

37 Devaki PB, Chandra RK, Geisser P. Effects of oral supplementation with iron(III) hydroxide polymaltose complex on the hematological profile of adolescents with varying iron status. Arzneimittelforschung 2008; 58 (8): 389–397

[38] Provenzano R, Schiller B, Rao M, et al. Ferumoxytol as an intravenous iron replacement therapy in hemodialysis patients. Clin J Am Soc Nephrol 2009; 4 (2): 386 – 393

[39] Harrington M, Hotz C, Zeder C, et al. A comparison of the bioavailability of ferrous fumarate and ferrous sulfate in non-anemic Mexican women and children consuming a sweetened maize and milk drink. Eur J Clin Nutr 2011; 65 (1): 20 – 25

[40] Kaltwasser JP, Werner E, Niechzial M. Bioavailability and therapeutic efficacy of bivalent and trivalent iron preparations. Arzneimittelforschung 1987; 37 (1A): 122 – 129

[41] Kaltwasser JP, Schwarz-van de Sand W. [Oral iron therapy. Bioavailability and therapeutic effectiveness of ferrous iron in effervescent tablets in posthemorrhagic iron deficiency anemia]. Dtsch Med Wochenschr 1989; 114 (31 – 32): 1188 – 1195

[42] McDiarmid T, Johnson ED. Clinical inquiries. Are any oral iron formulations better tolerated than ferrous sulfate? J Fam Pract 2002; 51 (6): 576

[43] Bonnar J, Goldberg A, Smith JA. Do pregnant women take their iron? Lancet 1969; 1 (7592): 457 – 458

[44] Wingard RL, Parker RA, Ismail N, et al. Efficacy of oral iron therapy in patients receiving recombinant human erythropoietin. Am J Kidney Dis 1995; 25 (3): 433 – 439

[45] Ruivard M, Laine F, Ganz T, et al. Iron absorption in dysmetabolic iron overload syndrome is decreased and correlates with increased plasma hepcidin. J Hepatol 2009; 50 (6): 1219 – 1225

[46] Young MF, Glahn RP, Ariza-Nieto M, et al. Serum hepcidin is significantly associated with iron absorption from food and supplemental sources in healthy young women. Am J Clin Nutr 2009; 89 (2): 533 – 538

[47] Auerbach M, Ballard H. Clinical use of intravenous iron: administration, efficacy, and safety. Hematology Am Soc Hematol Educ Program 2010; 24: 338 – 347

[48] Agarwal R, Rizkala AR, Bastani B, et al. A randomized controlled trial of oral versus intravenous iron in chronic kidney disease. Am J Nephrol 2006; 26 (5): 445 – 454

[49] Chertow GM, Mason PD, Vaage-Nilsen O, et al. Update on adverse drug events associated with parenteral iron. Nephrol Dial Transplant 2006; 21 (2): 378 – 382

[50] Hillman RS, Henderson PA. Control of marrow production by the level of iron supply. J Clin Invest 1969; 48 (3): 454 – 460

[51] Bailie GR. Efficacy and safety of ferric carboxymaltose in correcting iron-deficiency anemia: a review of randomized controlled trials across different indications. Arzneimittelforschung 2010; 60 (6a): 386 – 398

[52] Lyseng-Williamson KA, Keating GM. Ferric carboxymaltose: a review of its use in iron-deficiency anaemia. Drugs 2009; 69 (6): 739 – 756

[53] Khalafallah A, Dennis A, Bates J, et al. A prospective randomized, controlled trial of intravenous versus oral iron for moderate iron deficiency anaemia of pregnancy. J Intern Med 2010; 268 (3): 286 – 295

[54] Toblli JE, Cao G, Olivieri L, et al. Comparison of the renal, cardiovascular and hepatic toxicity data of original intravenous iron compounds. Nephrol Dial Transplant 2010; 25 (11): 3631 – 3640

[55] Wood JK, Milner PF, Pathak UN. The metabolism of iron-dextran given as a total-dose infusion to iron deficient Jamaican subjects. Br J Haematol 1968; 14 (2): 119 – 129

[56] Iron deficiency. Causes determine treatment. Mayo Clin Health Lett 2010; 28 (11): 4 – 5

57 Schreiber S, Howaldt S, Schnoor M, et al. Recombinant erythropoietin for the treatment of anemia in inflammatory bowel disease. N Engl J Med 1996; 334 (10): 619–623

58 Gasche C, Dejaco C, Waldhoer T, et al. Intravenous iron and erythropoietin for anemia associated with Crohn disease. A randomized, controlled trial. Ann Intern Med 1997; 126 (10): 782–787

59 Bayraktar UD, Bayraktar S. Treatment of iron deficiency anemia associated with gastrointestinal tract diseases. World J Gastroenterol 2010; 16 (22): 2720–2725

60 Silverberg DS, Iaina A, Peer G, et al. Intravenous iron supplementation for the treatment of the anemia of moderate to severe chronic renal failure patients not receiving dialysis. Am J Kidney Dis 1996; 27 (2): 234–238

61 Coyne DW, Kapoian T, Suki W, et al. Ferric gluconate is highly efficacious in anemic hemodialysis patients with high serum ferritin and low transferrin saturation: results of the Dialysis Patients' Response to IV Iron with Elevated Ferritin (DRIVE) Study. J Am Soc Nephrol 2007; 18 (3): 975–984

62 Stein JM, Hartmann F, Cordes HJ, et al. [Pathophysiological-based diagnosis and therapy of iron-deficient anaemia in inflammatory bowel disease]. Z Gastroenterol 2009; 47 (2): 228–236

63 Weiss G, Goodnough LT. Anemia of chronic disease. N Engl J Med 2005; 352 (10): 1011–1023

64 Fishbane S. Upper limit of serum ferritin: misinterpretation of the 2006 KDOQI anemia guidelines. Semin Dial 2008; 21 (3): 217–220

65 Ganz T, Nemeth E. Hepcidin and disorders of iron metabolism. Annu Rev Med 2011; 62: 347–360

66 Lee AI, Okam MM. Anemia in pregnancy. Hematol Oncol Clin North Am 2011; 25 (2): 241–259, vii

67 Pena-Rosas JP, Viteri FE. Effects of routine oral iron supplementation with or without folic acid for women during pregnancy. Cochrane Database Syst Rev 2006; 3: CD004736

68 Pena-Rosas JP, Viteri FE. Effects and safety of preventive oral iron or iron + folic acid supplementation for women during pregnancy. Cochrane Database Syst Rev 2009; 4: CD004736

69 Siega-Riz AM, Hartzema AG, Turnbull C, et al. The effects of prophylactic iron given in prenatal supplements on iron status and birth outcomes: a randomized controlled trial. Am J Obstet Gynecol 2006; 194 (2): 512–519

70 Baribeault D, Auerbach M. Iron replacement therapy in cancer-related anemia. Am J Health Syst Pharm 2011; 68 (10 Suppl 1): S4–14

71 Rizzo JD, Brouwers M, Hurley P, et al. American Society of Hematology/American Society of Clinical Oncology clinical practice guideline update on the use of epoetin and darbepoetin in adult patients with cancer. Blood 2010; 116 (20): 4045–4059

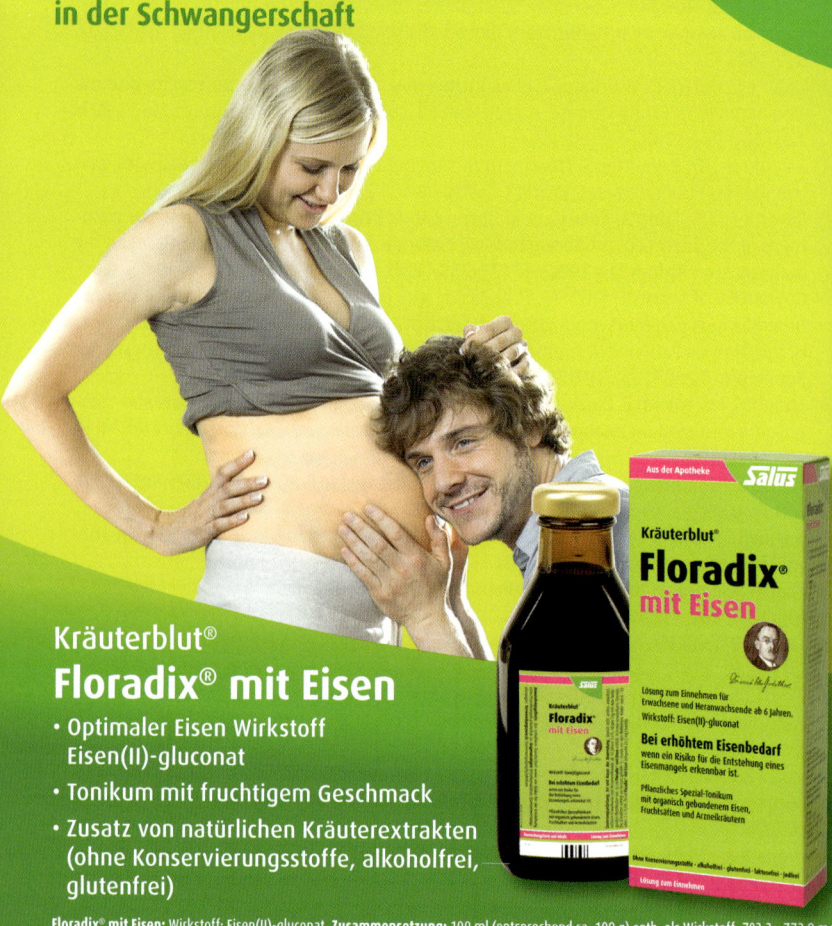

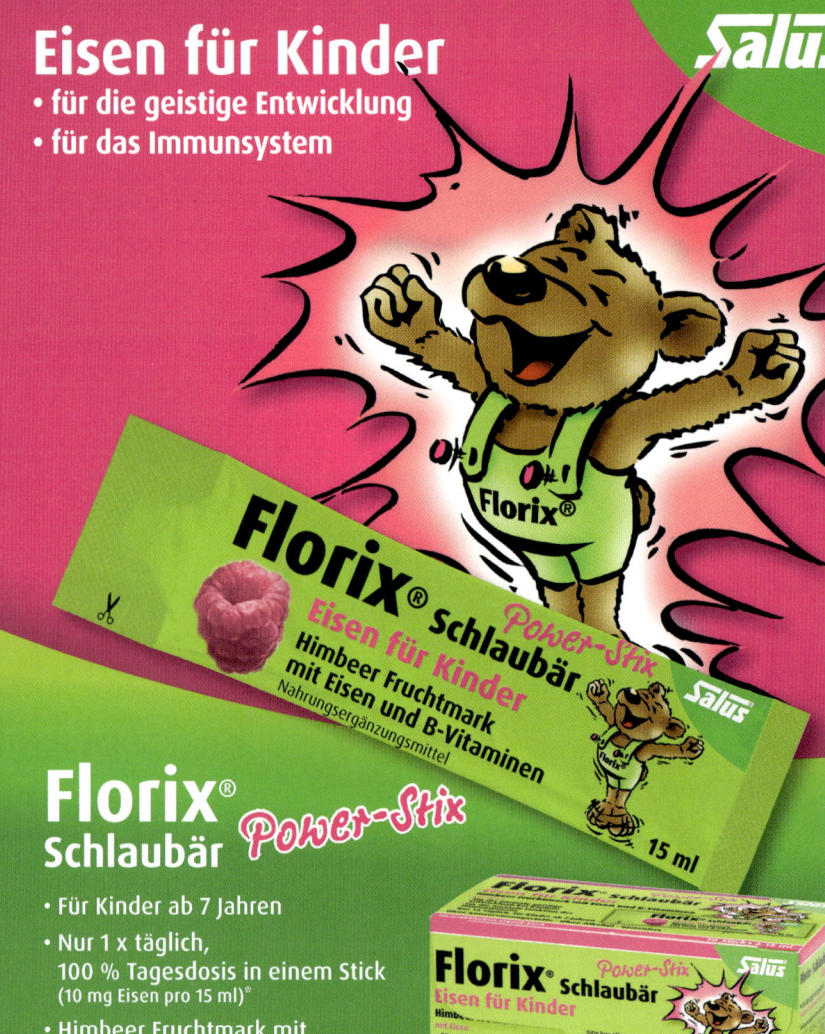